80 % DEINES IMMUNSYSTEMS
SITZEN IM DARM!

Endlich wieder »scheißgesund«!

Deine Gesundheit sitzt im Darm –
Erkenne durch Stuhlanalysen endlich die wahren
Ursachen für Neurodermitis, Depression & Co.
und finde deinen Weg zur Linderung.

INA SCHÜTTKE

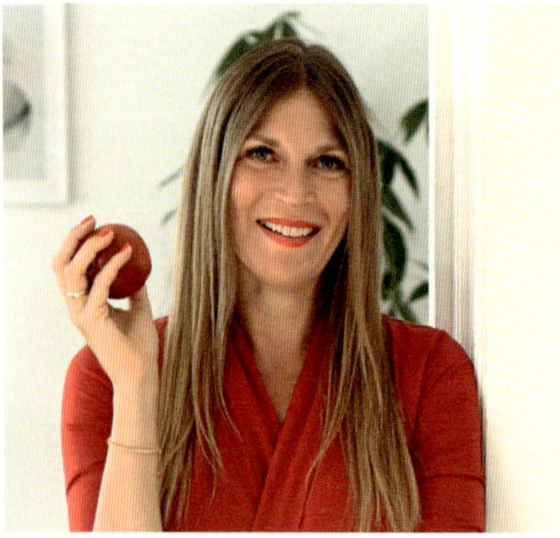

ZUR AUTORIN

Ina Schüttke ist Heilpraktikerin, Darmtherapeutin, psychologische Beraterin und Traumatherapeutin und hat sich in ihrem Institut für Naturheilkunde und Ayurveda auf das Aus- und Weiterbilden von Frauen im Bereich Darmgesundheit, Ayurveda und Mindset spezialisiert. Darüber hinaus begleitet sie, gemeinsam mit ihrem Ehemann Florian, Gesundheitsexpertinnen in ihre erfolgreiche Selbstständigkeit. Hier findest du Ina und ihre Angebote:

Webseite:
www.ina-institut.com/ausbildungen

Instagram:
https://www.instagram.com/ina_schuettke/

Podcast:
Gesund erfolgreich: Dein Power-Podcast für Kopf und Körper

Verlagsleitung:
Sabine Oswald und Tina Simmerle

Lektorat:
Sabrina Lerchenbacher

Covergestaltung:
Lisa Schüttke

Autorinnenfotos:
Nicole Gerding

Schlossbergstr. 20, 86971 Peiting

https://ygb-verlag.de/

1. Auflage, ISBN: 978-3-911608-06-0

Für meine Kinder Sophia und Leonard.
Ihr seid mein größter Antrieb.

INHALT

EINLEITUNG

KAPITEL 1

KAPITEL 2

KAPITEL 3

KAPITEL 7

Scheiße? Ja, bitte – wenn sie gesund ist.

Da ich seit vielen Jahren an der Schnittstelle von moderner Medizin, Ayurveda und bewusster Lebensführung arbeite, bin ich es gewohnt, Gesundheit aus verschiedenen Perspektiven zu betrachten: zellulär, energetisch, systemisch und seelisch. Aber als ich dieses Buch in der Hand hielt, habe ich etwas gespürt, das selten ist: Know-how trifft auf praktische Umsetzung und Klarheit auf Pragmatismus. Eine perfekte Kombination für ein so komplexes Thema wie unseren Darm, präsentiert durch die beste Expertin, die ich mir dazu nur wünschen kann: Ina Schüttke.

Während in der Gesundheitswelt viele um die unangenehmen Themen herumreden, weil sie nicht »sexy«, nicht instagrammable und nicht für einen Dinner-Talk tauglich sind –, spricht Ina diese an und schaut dorthin, wo es wirklich zählt: in die Mitte unseres Körpers. In den Darm, der für viele eine Tabuzone ist. Etwas, worüber man eigentlich nicht spricht, aber genau dort liegt das Gold, oder besser gesagt: der wahre Shit. Ina macht das, was viele sich nicht trauen: Sie macht Scheiße salonfähig, und das im allerbesten Sinne.

Ich durfte Ina vor vielen Jahren in meiner Ayurveda-Ausbildung kennenlernen und spürte sofort dieses Feuer. Da war jemand, der nicht nur für Gesundheit brennt, sondern auch bereit, für sie einzustehen – ohne Schnörkel, ohne Filter und mit einer Klarheit, die man in der Gesundheitsbranche selten findet. Es war mir immer eine Freude, sie begleiten zu dürfen und ich war mir von Anfang an sicher, dass sie noch viel bewegen würde.

Ina und ich kennen uns inzwischen nicht nur fachlich, sondern auch persönlich in der Tiefe. Wir haben viele Tränen gelacht, waren an den schönsten Orten dieser Welt, unterstützten uns privat wie beruflich – und sind vor allem eines: Komplizinnen. Komplizinnen in dem Sinne, unsere Gesundheit kompromisslos zu leben und zu lieben. Nicht nur dann, wenn es leicht ist, sondern vor allem, wenn es herausfordernd wird.

Heute, Jahre später, bewundere ich immer noch, mit wie viel Konsequenz, Mut und Tiefe sie ihren Weg geht. Ina hat nicht nur ein paar Symptome in den Griff bekommen, sondern ihr Leben umgekrempelt und darin ihre Berufung gefunden. Ihre eigene Geschichte ist der lebendige Beweis, dass Heilung möglich ist, wenn wir bereit sind, wirklich hinzuschauen.

Darmgesundheit ist für Ina kein Trend, kein Buzzword, keine hippe Kur. Es ist ihre Herzensangelegenheit, ihr Forschungsfeld, ihre Mission, und genau deshalb geht es in ihrem Buch nicht um ein paar Lifehacks für das Mikrobiom oder schnelle Detox-Tipps. Es geht um echte Gesundheit, um die Basis von allem: Energie, Klarheit, mentale Stabilität und letztlich auch Erfolg.

Was mich besonders begeistert, sind die Tiefe und Vielschichtigkeit, mit der Ina diese Thematik beleuchtet. Der Darm als Schutzschild, Kraftwerk und Kommunikationszentrale – das sind nicht nur nette Metaphern, sondern Biologie pur. Das ist die Wahrheit, die unsere Gesundheit neu schreiben kann, wenn wir sie wirklich verstehen und was ich selbst in meiner Arbeit mit ambitionierten Menschen, die oft über ihre Grenzen gehen, immer wieder sehe. Die größten Probleme sind meist die stillsten. Stille Entzündungen sind eine unterschätzte Ursache für viele Symptome. Müdigkeit, mentale Nebelzustände, Hormonungleichgewichte, Hautprobleme, Verdauungsstörungen, und sie beginnen oft dort, wo niemand hinschaut: im Darm.

Dass Ina auch der Leber in diesem Buch einen zentralen Platz einräumt, freut mich ganz besonders, denn auch sie ist ein unterschätzter Star im Orchester der Gesundheit und bekommt ihren verdienten Applaus. Genauso wie die vielen Fallbeispiele, die zeigen: Dieses Buch behandelt nicht nur die Theorie, sondern bietet gelebtes Wissen und zeigt Beispiele aus der Praxis.

Dann wären da noch die Lebensmittel. Die echten Superfoods und antientzündlichen Helfer, die uns erinnern, dass Gesundheit auch über den Einkaufskorb geht und nicht darum, möglichst viele Supplements zu schlucken, sondern zu verstehen, was unser Körper wirklich braucht. Ina schafft es, komplexe Zusammenhänge verständlich zu machen und dabei auf Augenhöhe zu bleiben. Ohne Dogma und Druck, dafür mit Klarheit, Herz und Humor. Denn ja, bei all der Tiefe, die dieses Buch mit sich bringt, darf auch gelacht werden. Über Stuhlgang, Blähungen, Histamin, über das Chaos im Bauch und darüber, wie befreiend es sein kann, wenn man all die Zusammenhänge endlich versteht. Wenn man aus Ohnmacht wieder handlungsfähig wird und erkennt: Gesundheit ist nicht nur eine Frage des Blutbilds, sondern beginnt auf der Toilette.

Deshalb kann ich dir nur raten: Lies dieses Buch nicht nur, sondern lebe danach. Lass dich inspirieren, vielleicht ein bisschen provozieren, und dann geh los. Mit kleinen Schritten, in deinem eigenen Tempo und mit dem tiefen Vertrauen, dass dein Körper mit dir spricht.

Danke, liebe Ina, für deine Klarheit, deine unermüdliche Arbeit und dein Engagement, Gesundheit radikal ehrlich zu vermitteln und dafür, dass du mit deinem Buch einen Raum öffnest, in dem Heilung nicht nur möglich, sondern konkret greifbar wird – für alle von uns. Denn am Ende geht es nicht nur um Scheiße. Es geht um Leben, Vitalität und das Zurückfinden zu einem gesunden und lebendigen Körpergefühl. Also: Scheiß auf Ausreden.

Werde »scheißgesund« – dein Darm wird es dir danken.

Alles Liebe
Dr. Janna Scharfenberg

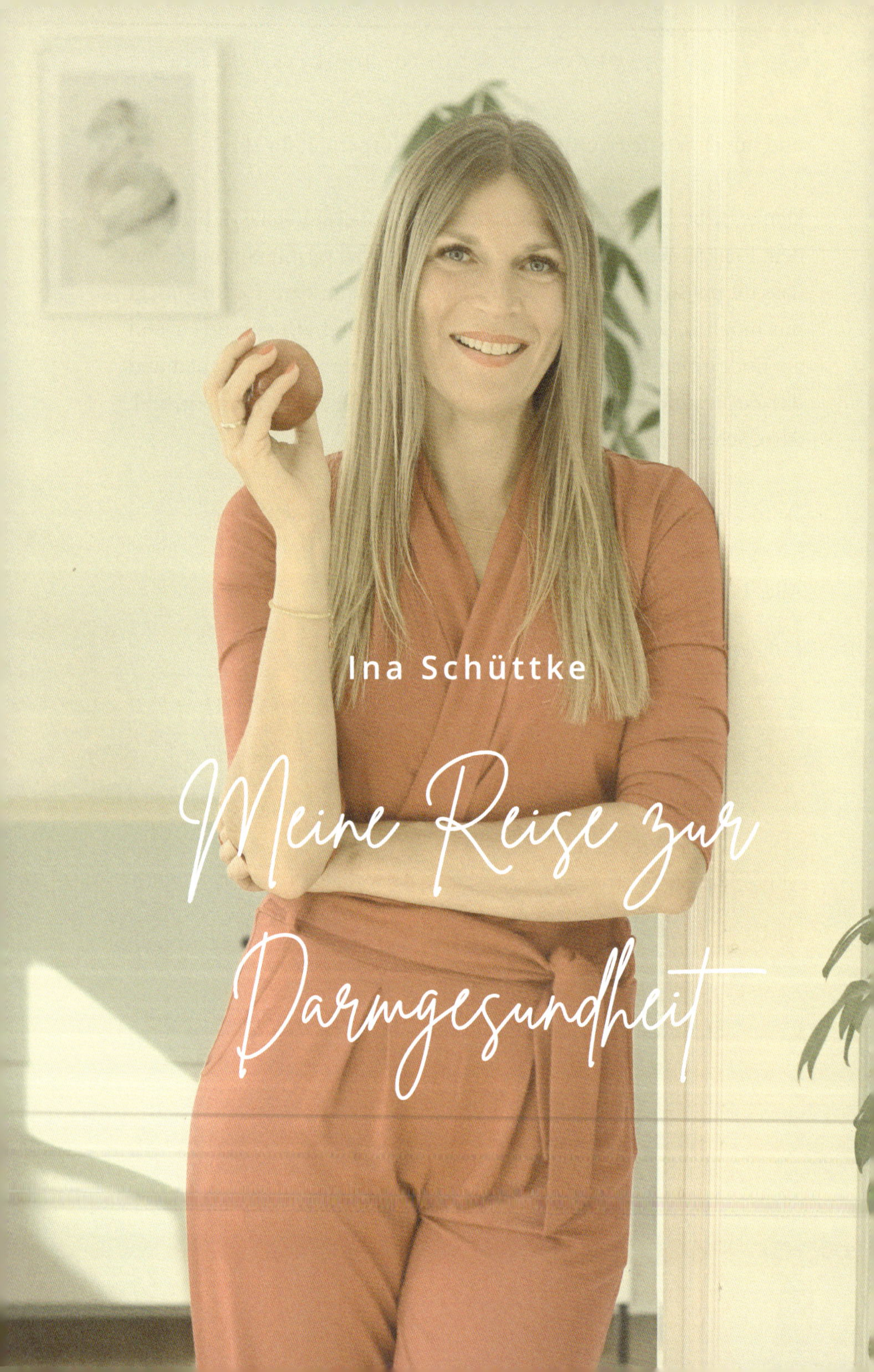
Ina Schüttke
Meine Reise zur Darmgesundheit

Meine Reise zur Darmgesundheit

Hätte mir vor zehn Jahren jemand gesagt, dass ich eines Tages ein Buch über Scheiße schreiben würde, hätte ich wahrscheinlich nur gelacht und wäre eilig zur nächsten Toilette gerannt. Denn genau dort verbrachte ich damals gefühlt mein halbes Leben: zusammengekrümmt vor Schmerzen, mit einem Bauch, der aussah wie im sechsten Monat schwanger, von Übelkeit geplagt und ständig auf der Suche nach der nächsten verfügbaren Toilette. Mein Körper hatte sich offenbar entschieden, dass wir keine Freunde mehr sein wollten.

Mein gesamter Organismus war auf Krawall gebürstet. Seit meiner Kindheit kämpfte ich mit schwerer Neurodermitis. Wer das kennt, der weiß, dass diese fiese Hautkrankheit einem nicht nur den Schlaf, sondern nebenbei auch jedes bisschen Selbstbewusstsein raubt. Mein Gesicht, meine Arme und Beine waren permanent am Rebellieren – entzündet, juckend und wund. Die tägliche Routine aus Eincremen, Kratzen und Versuchen, es zu verstecken, wurde zu meinem persönlichen Hamsterrad. Nichts half wirklich, und als wäre das nicht genug, reagierte mein Körper auf fast jedes Nahrungsmittel mit Protest: Gluten, Laktose, Fruktose, Histamin. Die Liste der Nahrungsmittelunverträglichkeiten wurde länger und länger. Essen, eigentlich eine der schönsten Freuden des Lebens, wurde zu einem täglichen Lauf durchs Minenfeld. Am Ende vertrug ich gefühlt nur noch Luft und Wasser. Und selbst da war ich mir nicht ganz sicher.

Meine Erschöpfung war so stark, dass sie bis in die Knochen kroch. Mein Körper fühlte sich an wie ein altes Bauernhaus nach einem heftigen Sturm – überall undichte Stellen, lockere Leitungen und der Keller stand halb unter Wasser. Ich hatte so viele Baustellen gleichzeitig und das Schlimmste war, dass mir kein Arzt sagen konnte, wo das Problem eigentlich lag und wie zum Teufel ich wieder gesund werden konnte.

Ich pilgerte von Arzt zu Arzt und sammelte Diagnosen wie andere Leute Bonuspunkte: Reizdarm, psychosomatische Beschwerden, Neurodermitis, Depressionen, Stressfolgen.

»Damit müssen Sie leben lernen.« Oder mein absoluter Favorit unter den ärztlichen Weisheiten: »Das ist bei Frauen eben so.« Danke für nichts, Herr Doktor.

Mit dieser Kapitulation wollte ich mich nicht abfinden. Ich wollte verstehen und vor allem endlich wieder normal leben können. Ohne Schmerzen und ohne ständige Toilettensuche. Also startete ich meine eigene Forschungsmission, getrieben von der Verzweiflung, die nur kennt, wer morgens aufwacht und sich fragt, wie er den Tag überstehen soll. Medizinische Literatur wurde mein neues Hobby, Gesundheits-Podcasts meine tägliche Begleitung. Ich probierte mehr Ernährungsformen aus, als es Eissorten gibt, und studierte Zutatenlisten mit dem Eifer eines Detektivs auf heißer Spur. Ich wollte endlich verstehen, was meinem Körper wirklich half und was ihm schadete.

2019 stieß ich dann auf ein Thema, das alles veränderte: der Wichtigkeit der Darmgesundheit. Anfangs war ich skeptisch. Ehrlich gesagt dachte ich: »Mein *Darm*? Dieses simple Verdauungsrohr soll verantwortlich sein für meine ganze Misere?« Klingt nach einem dieser typischen Trends, die kommen und gehen wie Diäten im Januar. Doch dann begann ich, die Verbindungen zu sehen. Zwischen meinem rebellischen Darm und meiner kranken Haut. Zwischen dem, was in meinem Bauch passierte und dem, was sich auf meiner Haut zeigte. Das war mein persönlicher Aha-Moment, der mich fast vom Stuhl gehauen hätte. Natürlich hatte ich geahnt, dass Nahrungsmittelunverträglichkeiten mit dem Darm zusammenhängen müssen. Aber dass mein Darm ein komplexes Verteidigungssystem darstellt, eine biologische Festung mit mehr Bewohnern als in New York City, war mir in dieser Tragweite nie bewusst gewesen. Mein Darm war nicht einfach nur »verstimmt« oder hatte einen schlechten Tag. Er war fundamental geschwächt, seine Schutzwälle waren durchlöchert wie ein Schweizer Käse, und seine Mikroben-Armee hatte so heftige innere Machtkämpfe, dass es *Game of Thrones* Konkurrenz gemacht hätte.

Dies war der Punkt, an dem sich alles veränderte.
Ich begann umzudenken, zu verstehen und konsequent zu handeln.

Mit jeder kleinen Verbesserung wurde mein Körper wieder mehr zu meinem Zuhause und nicht zu einem Ort, den ich am liebsten fluchtartig verlassen hätte. Ich lernte, seinen Signalen zuzuhören, statt sie zu übertönen. Heute, sechs Jahre später, bin ich nicht nur gesund, sondern habe aus meinem persönlichen Leidensweg meine Leidenschaft gemacht. Als Heilpraktikerin, Darmtherapeutin, psychologische Beraterin und Traumatherapeutin rede ich offen über das, was andere schamhaft umschreiben: unsere Ausscheidungen. Und zwar mit Begeisterung! Denn was wir auf dem stillen Örtchen hinterlassen, verrät oft mehr über unseren Gesundheitszustand als das Ergebnis eines teuren Blutbildes. Unser Darm ist ein geniales Meisterwerk mit einer eigenen, ungeschminkten Sprache. In ihm liegt der Schlüssel zu echter

Gesundheit, sprudelnder Energie und einem Leben, das sich nicht nur um die nächste verfügbare Toilette dreht.

Ich freue mich, dass du den Weg zu diesem Buch gefunden hast. Vielleicht liest du diese Zeilen, weil du selbst mit gesundheitlichen Problemen kämpfst. Vielleicht bist du es leid, ständig erschöpft zu sein, ohne zu wissen, warum oder vielleicht flüstert dir eine innere Stimme zu: »Hier stimmt etwas Grundlegendes nicht.«

Was auch immer dich hierhergeführt hat, ich wünsche dir von Herzen, dass du beim Lesen mindestens so viele Erleuchtungsmomente erlebst wie ich auf meiner Reise. Dass du die erstaunliche Macht deines Darms erkennst, deine eigene Stärke entdeckst und den Mut findest, genau hinzuschauen, alte Muster zu durchbrechen und offen über Themen zu sprechen, die bislang ein Tabu waren.

Mit diesem Buch möchte ich informieren, unterhalten und an manchen Stellen auch provozieren, aber ohne unter die Gürtellinie zu gehen. Vor allem möchte ich dir ein großes Stück Hoffnung und Wege zur ganzheitlichen Gesundheit vermitteln.

Ein paar Gedanken vorab

Ein paar Gedanken vorab

Dieses Buch entstand in einer Zeit, in der ich den Wert echter Gesundheit nicht mehr nur im Kopf verstand, sondern mit jeder Faser spürte. Es ist geschrieben mit all der Leidenschaft und Erfahrung aus intensiven Jahren als Patientin (die verzweifelt nach Antworten suchte), als Heilpraktikerin, Darmtherapeutin und vor allem als Mensch, der am eigenen Leib erfahren hat, was es bedeutet, wenn der Körper streikt. Die Inhalte entspringen nicht trockener Theorie, sondern gelebter Praxis, durchstandenen Krisen, überwundenen Rückschlägen und der festen Überzeugung, dass unser Körper unglaubliche Selbstheilungskräfte besitzt.

Mir ist bewusst, dass ich viele Themen hier nur anreißen kann, obwohl ich am liebsten mit dir stundenlang in die Tiefe gehen würde. Jeder Bereich – sei es Darmgesundheit, Hormone, Mikrobiom, Leberfunktion oder Stressmanagement – könnte problemlos ein eigenes Buch füllen, und zwar keines dieser dünnen »Diät-in-7-Tagen«-Heftchen, sondern richtige Wälzer. Beim Lesen wirst du vielleicht genau das bemerken: dass es da noch so viel mehr zu entdecken gibt, weitere spannende Pfade, die nur darauf warten, erforscht zu werden.

Dieses Buch will keine komplizierte Enzyklopädie sein, nach deren Lektüre du verwirrt bist und nichts mehr verstehst. Es soll vielmehr ein Anfang sein, ein Wegweiser, ein freundlicher Schubs, der dir zeigt, dass es einen Weg zurück zu dir selbst gibt, zu deinem Körper und zu dem Gefühl, morgens aufzuwachen und Lust auf den Tag zu haben statt Angst vor dem nächsten Toilettengang.

Was ich auf meiner eigenen Reise als wichtigste Erkenntnis gewonnen habe, ist, dass Heilung nicht über Nacht geschieht. Sie ist kein Ereignis, das man abhaken kann wie einen Zahnarzttermin. Heilung ist ein Prozess. Ein Weg, der Mut braucht, Geduld verlangt und vor allem das Vertrauen, dass auch kleine Schritte Großes bewirken können. Für diesen Zweck habe ich dieses Buch geschrieben. Damit du deinen ersten Schritt wagst, damit du wieder spürst und damit du deinen eigenen Weg findest.

Falls während deiner Lektüre manche Fragen offenbleiben, ist das völlig in Ordnung und sogar beabsichtigt. Betrachte es als Einladung, weiterzuforschen, tiefer zu gehen und dein Verständnis stetig zu erweitern. Gesundheit ist keine Checkliste zum Abhaken, sondern eine lebenslange Entdeckungsreise.

Von Herzen danke ich dir, dass du dieses Buch in deine Hände genommen hast. Ich wünsche dir, dass es dich begleitet, inspiriert, in schwierigen Momenten Trost spendet und vor allem den Mut in dir weckt, deinen ganz persönlichen Weg zu echter vitaler Gesundheit zu gehen.

In Verbundenheit
Ina Schüttke

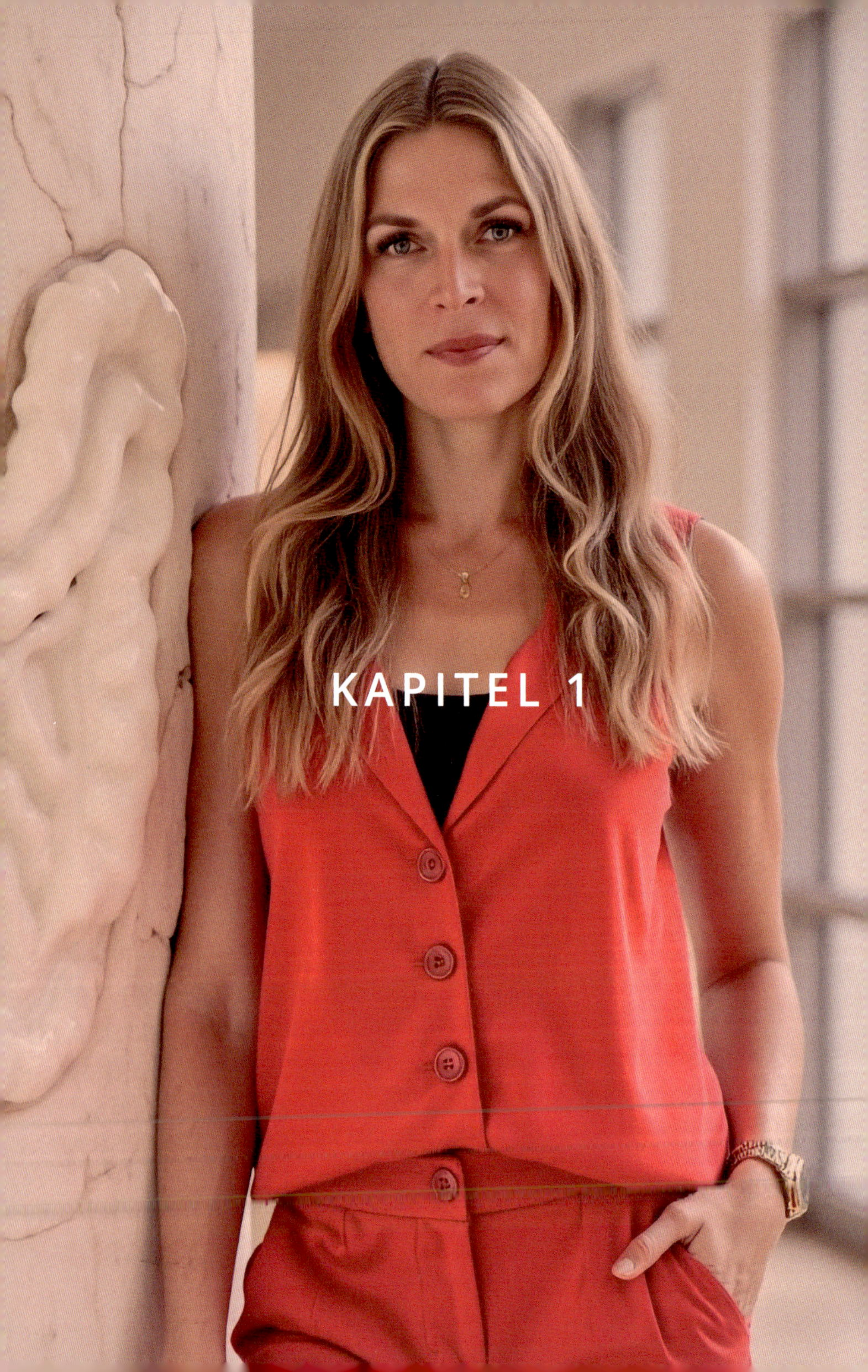

KAPITEL 1

1. DARM? LÄUFT BEI DIR – ODER EBEN NICHT

Warum dein Bauch klüger ist, als du denkst.

Der Darm war für mich früher nichts Besonderes. Ein stiller Begleiter, der seine Arbeit verrichtet, solange er nicht auffällig wird. Verdauung geschah einfach nebenher – wortwörtlich. Nie hätte ich hinterfragt, was da genau passiert und ganz bestimmt hätte ich ihn nicht als mein wichtigstes Organ bezeichnet.

Heute sehe ich das komplett anders. Unser Darm ist weit mehr als nur ein gewundenes Verdauungsrohr. Er ist ein hochkomplexes, fein abgestimmtes System, das mehr über unseren Gesundheitszustand aussagt als jedes noch so gründliche Blutbild. In meiner Naturheilpraxis beginnt jede tiefere Reise mit einem Blick auf den Darm. Je besser man ihn versteht, desto mehr begreift man, wie fundamental dieses Organ für unser gesamtes Sein ist – körperlich, mental, immunologisch, hormonell und tatsächlich sogar spirituell.

Anatomisch betrachtet beginnt der Darm direkt hinter dem Magenpförtner, dem sogenannten Pylorus und endet am After. Er besteht aus zwei Hauptabschnitten, dem Dünndarm und dem Dickdarm. Der Dünndarm unterteilt sich wiederum in Duodenum (Zwölffingerdarm), Jejunum (Leerdarm) und Ileum (Krummdarm). Der Dickdarm gliedert sich in Blinddarm, Colon (mit aufsteigendem, querverlaufendem und absteigendem Ast), Sigma und Mastdarm.

Was nach trockener Biologie klingt, ist tatsächlich ein Wunderwerk der Präzision. Im Dünndarm passiert die Aufnahme lebenswichtiger

Nährstoffe: Kohlenhydrate, Fette, Aminosäuren, Vitamine und Mineralstoffe werden aus der Nahrung extrahiert und über die Darmschleimhaut ins Blut aufgenommen. Im Dickdarm hingegen wird Wasser zurückgewonnen, es entstehen Vitamine wie K und B12, und vor allem lebt hier der größte Teil unseres Mikrobioms. Billionen winziger Organismen, ohne die unser Leben unmöglich wäre.

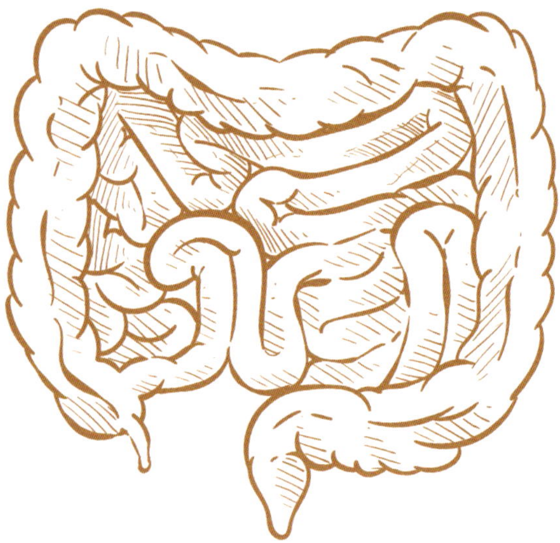

Der Darm verfügt über eine enorme Oberfläche – zwischen 300 und 500 Quadratmeter, je nachdem, wen du fragst. Das übersteigt die Fläche eines kompletten Hauses! Möglich macht das die komplexe Faltung der Schleimhaut durch Zotten, Krypten und Mikrovilli – alles Strukturen, die die Oberfläche maximieren, damit so viel wie möglich aufgenommen werden kann. Gleichzeitig schützt diese Oberfläche uns vor allem, was wir nicht aufnehmen wollen: Krankheitserreger, Toxine, unverdaute Partikel und vielem mehr.

Stell dir vor, dieser gesamte Verdauungstrakt ist aufgerollt in deiner Bauchhöhle, etwa sieben Meter lang und arbeitet Tag und Nacht daran, dich am Leben und gesund zu halten. Mit jedem Bissen entscheidet der Darm: Was kommt rein, was bleibt draußen? Was brauchen wir, was ist gefährlich? Was nährt uns, was schadet? Diese ununterbrochenen Entscheidungen werden in Millisekunden getroffen, während du kaum einen Gedanken daran verschwendest – bis etwas nicht mehr funktioniert.

Die Darmschleimhaut funktioniert als empfindliches Grenzorgan. Sie entscheidet, was in deinen Körper, deinen Blutkreislauf und dein Innerstes gelangen darf und was draußen bleiben muss. Dabei erfüllt sie eine doppelte Aufgabe: Sie lässt lebenswichtige Nährstoffe durch, hält aber schädliche Substanzen zurück. Diese selektive Durchlässigkeit wird durch sogenannte *Tight Junctions* reguliert, winzige Zellverbindungen, die wie intelligente Türsteher arbeiten.

Die Komplexität dieser Barriere ist faszinierend. Die Darmzellen müssen ständig kommunizieren und entscheiden, welche Partikel passieren dürfen und welche nicht. Sie erkennen Freund und Feind, Nährstoffe und Gift, verwertbare Moleküle und potenzielle Gefahren. Diese Erkennung funktioniert über ein ausgeklügeltes System aus Rezeptoren, die wie winzige Antennen auf der Zellmembran sitzen und spezifische Signale empfangen. Manche dieser Rezeptoren sind genetisch programmiert, andere werden durch Erfahrung und Umwelteinflüsse geprägt – **der Darm lernt tatsächlich!**

Bei Stress, bestimmten Medikamenten (etwa schmerzlindernden Mitteln oder Antibiotika), zuckerreicher Ernährung, Alkohol oder Gluten kann es zu Fehlfunktionen kommen. Die Tight Junctions werden locker. Es entsteht das, was wir in der Naturheilkunde als *Leaky Gut Syndrom* bezeichnen – ein durchlässiger Darm. Dann geschieht etwas, das vielen gar nicht bewusst ist. Nahrungsbestandteile, die niemals in den Blutkreislauf gelangen sollten, tun genau das. Dein Immunsystem reagiert und identifiziert diese Bestandteile als »Feind«, obwohl es sich nur um dein Frühstück handelt. So entstehen stille Entzündungen, Unverträglichkeiten, allergieähnliche Reaktionen, chronische Müdigkeit, Hautprobleme und vieles mehr – allein, weil deine Darmbarriere ihre Schutzfunktion nicht mehr erfüllt.

Diese stillen, chronischen Entzündungen sind besonders tückisch. Anders als akute Entzündungen, die mit Rötung, Schwellung und Schmerz sofort spürbar sind, bleiben sie oft unter dem Radar unserer Wahrnehmung. Sie schwelen im Verborgenen, verbrauchen wertvolle Energie und belasten den gesamten Organismus. Die Wissenschaft nennt sie *low-grade inflammation* – unterschwellige Entzündungsprozesse, die den Körper langfristig schädigen können. Sie werden zunehmend mit modernen Volkskrankheiten in Verbindung gebracht, von Diabetes bis hin zu neurodegenerativen Erkrankungen. Ein weiterer Wendepunkt in meinem Verständnis war die Erkenntnis, dass in unserem Darm Billionen anderer Lebewesen wohnen: unser Mikrobiom. Wir kennen es unter dem Begriff *Darmflora*, ein Name aus einer Zeit, als wir noch annahmen, dass Bakterien zur Pflanzenwelt gehören. Ob Darmflora oder Mikrobiom, es handelt sich hierbei um eine ganze Welt aus Bakterien, Pilzen, Viren und anderen Mikroorganismen, die im Idealfall harmonisch zusammenleben, sich gegenseitig regulieren und gemeinsam mit uns existieren. Diese kleinen Helfer sind nicht einfach nur Mitbewohner. Sie verdauen Ballaststoffe, produzieren

Vitamine, trainieren unser Immunsystem, regulieren unsere Stimmung und beeinflussen sogar unser Gehirn. Als ich das zum ersten Mal wirklich verstand, musste ich kurz innehalten. Da leben also Billionen Mikroben in mir und mein Wohlbefinden hängt auch davon ab, ob sie gerade gut miteinander auskommen oder im Clinch liegen.

Wenn sie im Gleichgewicht sind, fühle ich mich kraftvoll, stabil und ausgeglichen. Geraten sie aus der Balance, merke ich das überall. Mein Verdauungssystem wird träge, mein Kopf fühlt sich benebelt an, meine Haut entzündet sich, und plötzlich ergibt nichts mehr Sinn – bis ich wieder dorthin schaue, wo alles beginnt:

in meiner Mitte.

Das Mikrobiom eines jeden Menschen ist so einzigartig wie sein Fingerabdruck. Es beginnt sich bereits vor der Geburt zu bilden und wird stark durch den Geburtsweg (natürliche Geburt oder Kaiserschnitt), die Ernährung im Säuglingsalter (Stillen oder Flasche) und später durch Lebensstil, Umwelt und Ernährung geprägt. Ein gesundes, vielfältiges Mikrobiom kann uns vor Krankheitserregern schützen, indem es schlicht keinen Platz für Eindringlinge lässt. Ein Prinzip, das wir in der Fachsprache als *Kolonisationsresistenz* bezeichnen. Dabei ist die Kommunikation zwischen unseren Darmbakterien und unserem Körper beeindruckend vielschichtig. Sie »sprechen« mit uns über verschiedene biochemische Wege: durch die Produktion von Neurotransmittern wie Serotonin (ja, etwa 90 Prozent unseres »Glückshormons« entstehen im Darm!), durch kurzkettige Fettsäuren wie Butyrat, die entzündungshemmend wirken, und durch komplexe Immunsignale, die unser Abwehrsystem schulen und regulieren.

Unser Darm ist kein beliebiges, sondern ein völlig unterschätztes Organ. Er ist das Zentrum. Das Zentrum von Energie, Immunabwehr, Vitalität und letztlich auch von Lebensfreude. Das mag pathetisch klingen, aber genau das habe ich in meiner eigenen Geschichte und bei der Begleitung vieler Menschen erfahren dürfen. Wenn der Darm heilt, heilt der Mensch. Nicht über Nacht und nicht durch ein Wundermittel, sondern Schritt für Schritt.

In traditionellen Medizinsystemen wie der Traditionellen Chinesischen Medizin (TCM) oder dem ayurvedischen Heilsystem Indiens wusste man schon vor Jahrtausenden um die zentrale Bedeutung des Verdauungstrakts. Bereits Hippokrates lehrte im antiken Griechenland: **»Alle Krankheiten beginnen im Darm.«** Die moderne Wissenschaft gibt diesen alten Weisheiten nun recht und belegt mit immer präziseren Studien, wie sehr unsere Darmgesundheit mit praktisch allen Aspekten unseres Wohlbefindens verknüpft ist.

Deshalb verdient dieses Organ unsere volle Aufmerksamkeit. Und ja, dafür müssen wir über Dinge sprechen, über die man normalerweise schweigt: über Blähungen, über Stuhlgang und über Ausscheidungen. Denn genau dort liegt die Wahrheit und oft auch der Schlüssel zur Gesundheit.

In den kommenden Kapiteln wirst du lernen, wie du mit deinem Darm in Kontakt treten kannst. Du wirst seine Sprache verstehen und seine Signale deuten können. Du wirst erkennen, dass du nicht Opfer deiner Symptome bist, sondern Teil der Lösung. Dein Darm ist kein Problem. Er ist ein Hinweis, ein Wegweiser, ein Spiegel und er wartet darauf, dass du ihm endlich zuhörst.

2. DAS BAUCHGEHIRN: WIE DEIN DARM KOMMUNIZIERT

Der Darm steht in enger Verbindung mit unserem Nervensystem. Er verfügt über ein eigenes Netzwerk aus mehr als 100 Millionen Nervenzellen, das sogenannte enterische Nervensystem, oft auch als »Bauchhirn« bezeichnet. Dieses System kann völlig unabhängig vom zentralen Nervensystem arbeiten. Es steuert die gesamte Darmmotilität (also die rhythmischen Bewegungen deines Darms), koordiniert die Verdauungsprozesse, kommuniziert mit dem Vagusnerv – dem Hauptnerv für Ruhe und Regeneration – und steht in ständigem Austausch mit unserem Gehirn, und zwar in beeindruckender Geschwindigkeit. Wenn du also spürst, dass dir »etwas auf den Magen schlägt« oder du »ein komisches Bauchgefühl« hast, ist das keine Einbildung, sondern Kommunikation auf höchstem physiologischem Niveau. Dies erklärt auch, warum Menschen mit einem belasteten Darm oft psychisch aus dem Gleichgewicht geraten und umgekehrt.

Was mich am Darm immer wieder fasziniert, ist die intensive Verflechtung mit unserem Nervensystem und wie wenig Beachtung dies in der klassischen Medizin findet. Nicht umsonst trägt er den Namen »zweites Gehirn«. Das enterische Nervensystem reagiert blitzschnell auf innere und äußere Reize und trifft eigenständige Entscheidungen, ohne ständig Rücksprache mit dem Kopfhirn zu halten. Und doch stehen diese beiden Gehirne – das eine im Kopf, das andere im Bauch – über den Vagusnerv in engem Kontakt und kommunizieren bidirektional. Nicht nur der Kopf spricht zum Bauch, auch der Bauch spricht zum Kopf. Diese Zwei-Wege- Kommunikation, die sogenannte Darm-Hirn-Achse, ist einer der spannendsten Bereiche der modernen Medizin. Über den Vagusnerv, der wie ein dickes Telefonkabel vom Hirnstamm durch den Körper bis in tiefe Bauchregionen reicht, werden ständig Informationen ausgetauscht. Dabei gehen erstaunlicherweise etwa 80 Prozent der Signale vom Darm zum Gehirn und nur 20 Prozent in die andere Richtung! Unser Bauch spricht also viel mehr mit unserem Kopf als umgekehrt. Ein Grund mehr, auf sein Bauchgefühl zu hören.

Die Signale, die über diese Verbindung laufen, beeinflussen nicht nur unsere Verdauung, sondern auch Grundstimmung, Stressempfinden, Schlafqualität und sogar höhere kognitive Funktionen wie Konzentration und Gedächtnis. Ist der Darm belastet, können Neurotransmitter und Entzündungssignale über den Vagusnerv ans Gehirn gesendet werden und dort Prozesse auslösen, die sich als Angst, Gereiztheit oder depressive Verstimmungen manifestieren. Die moderne Neurologie hat sogar entdeckt, dass bestimmte Teile unseres Gehirns wie die Amygdala, unser emotionales Alarmsystem, direkt auf Signale aus dem Darm reagieren. Ein gereizter Darm kann so buchstäblich unsere emotionale Wahrnehmung verzerren, ohne dass wir es merken. Was wir für eine grundlose Angststörung oder eine Depression halten, hat manchmal seinen Ursprung viel weiter südlich – in unserem Verdauungssystem.

Was das konkret bedeutet, wie der Darm unsere Stimmung beeinflusst, unsere Ängste, unser Stresslevel und unsere Reizverarbeitung, werden wir später noch ausführlicher betrachten. Für jetzt solltest du Folgendes verinnerlichen: Dein Darm denkt mit und er fühlt mit. Manchmal weiß er sogar besser als du selbst, was dir fehlt. Überraschend für viele ist, dass sich etwa 80 Prozent unseres gesamten Immunsystems im Darm befinden, genauer im GALT *(gut-associated lymphoid tissue)*, dem darmassoziierten lymphatischen Gewebe. Kein anderer Ort im Körper beherbergt mehr Immunzellen als die Darmschleimhaut. Warum? Weil der Darm die Hauptkontaktstelle zwischen deinem Körper und der Außenwelt darstellt. Alles, was du isst, trinkst und schluckst, muss überprüft, bewertet und sortiert werden: Freund oder Feind?

Diese enorme Konzentration an Immunzellen ist evolutionär sinnvoll. Dein Körper weiß, dass die größte Menge potenziell gefährlicher Substanzen und Organismen über Nahrung und Getränke in dein System gelangt. Daher hat sich im Laufe der Evolution ein hochkomplexes Abwehrsystem entwickelt, das genau dort am stärksten ist, wo es am meisten gebraucht wird: im Darm.

Dieses Darm-Immunsystem ist bemerkenswert intelligent und lernfähig. Es kann zwischen harmlosen Bestandteilen, wie Nahrungsproteinen, und echten Bedrohungen, wie Krankheitserregern, unterscheiden. Es »erinnert« sich an frühere Begegnungen mit Erregern und reagiert bei erneutem Kontakt schneller und effektiver. Es steht in konstantem Dialog mit dem Mikrobiom und lernt durch diesen Austausch, Toleranz gegenüber nützlichen Bakterien zu entwickeln, während es schädliche bekämpft.

Wenn deine Immunabwehr im Darm überfordert oder fehlgeleitet arbeitet, entstehen stille Entzündungen. Diese können unauffällig, chronisch und systemisch wirken und bilden den Nährboden für viele Erkrankungen, die vordergründig nichts mit dem Verdauungssystem zu tun haben: Gelenkschmerzen, chronische Hauterkrankungen, Autoimmunprozesse, Konzentrationsprobleme, gehäufte Infekte und Hormonstörungen.

Ich sage daher:
Wer dem Darm hilft, hilft dem Immunsystem.
Und wer das Immunsystem beruhigt, schafft Raum für
Heilung im ganzen Körper.

Ein besonderes Augenmerk verdient dabei der Zusammenhang zwischen Darmbarriere und Autoimmunerkrankungen. Wenn die Darmschleimhaut durchlässig wird und größere, unverdaute Nahrungspartikel ins Blut gelangen, kann das Immunsystem Antikörper gegen diese »fremden« Substanzen bilden. Durch sogenannte molekulare Mimikry kann es passieren, dass diese Antikörper nicht nur die Nahrungspartikel angreifen, sondern auch körpereigene Strukturen, die ähnlich aussehen. So kann ein durchlässiger Darm den Grundstein für Autoimmunerkrankungen wie Hashimoto-Thyreoiditis, rheumatoide Arthritis oder Multiple Sklerose legen. Viele meiner Patient:innen berichten, ihre Beschwerden seien plötzlich aufgetreten. Von einem Tag auf den anderen: Blähbauch, Durchfall, Hautausschlag, Erschöpfung. Doch wenn wir gemeinsam zurückblicken, offenbart sich fast immer ein schleichender Prozess. Der Darm flüstert lange, bevor er schreit. Die ersten Anzeichen sind subtil: Ein leichtes Völlegefühl, das man »nicht so ernst« nimmt. Etwas Müdigkeit nach dem Essen, unregelmäßiger Stuhlgang, vereinzelte juckende Hautstellen, leichte Konzentrationstrübung hier, ein kleines Stimmungstief dort.

Weil wir jedoch gelernt haben, all das zu ignorieren oder als »normal« hinzunehmen, verpassen wir die Chance zur frühen Kurskorrektur. Denn wenn der Darm deutlich protestiert, hat er meist schon lange versucht, gehört zu werden. Besonders in unserer leistungsorientierten Gesellschaft haben wir verlernt, auf diese feinen Signale zu hören.

Wir übertönen sie mit Kaffee, unterdrücken sie mit schnell wirkenden Medikamenten oder ignorieren sie zugunsten von Deadlines und Verpflichtungen. Doch der Körper führt genau Buch, und was wir ihm heute an Aufmerksamkeit und Pflege verweigern, wird er uns morgen mit Zinsen zurückfordern.

Die gute Nachricht ist: Der Darm ist ein außerordentlich regenerationsfähiges Organ. Seine Schleimhautzellen erneuern sich alle zwei bis drei Tage komplett. Das bedeutet, dass selbst nach Jahren der Vernachlässigung ein Neuanfang möglich ist. Mit den richtigen Maßnahmen, etwas Geduld und einem liebevollen Umgang mit deinem Körper kann die Darmgesundheit wiederhergestellt werden und damit oft auch die Gesundheit des gesamten Organismus.

3. DURCHLÄSSIGE BARRIERE: LEAKY GUT & CO.

Was passiert, wenn der Darm die Grenze verliert.

Ich erinnere mich noch gut an den Moment, als ich zum ersten Mal über das sogenannte *Leaky Gut Syndrom* las. Es war nicht in einer Arztpraxis und nicht durch einen Tipp aus meinem Umfeld, sondern während einer Ausbildung zur Ernährungsberaterin, die ich aus purer Verzweiflung begonnen hatte. Damals war ich noch schwer krank, was von außen deutlich sichtbar war. Meine Haut war entzündet, mein Körper geschwächt, meine Energie im Keller, und doch war da diese leise Stimme in mir, die mir flüsterte: »Geh diesen Weg.«

Ich wurde für diese Entscheidung von meinem Umfeld, von Menschen, die mir wichtig waren, belächelt. »Was willst du denn damit?«, wurde ich gefragt. »Du bist doch selbst krank, wie willst du dann anderen helfen?« Und ja, natürlich habe ich mich das auch selbst gefragt. Aber tief in mir war da dieses Gefühl, dass dieser Weg mein Weg sein könnte, auch wenn ich ihn selbst noch kaum sehen konnte. Und so saß ich mit meinen rissigen Händen, meiner aufgewühlten Haut und meinem völlig überforderten Bauch zwischen Skripten und Lehrtexten und las zum ersten Mal über die Darmschleimhaut, Tight Junctions und das Konzept einer durchlässigen Barriere.

Es war, als hätte jemand mein Innenleben beschrieben. Ich war fassungslos und gleichzeitig wie elektrisiert. Plötzlich ergaben Dinge Sinn, für die ich jahrelang keine Erklärung gefunden hatte: warum ich so empfindlich auf Lebensmittel reagierte; warum meine Haut lichterloh brannte, obwohl ich mich gesund ernährte; warum ich mich nach jedem Essen schlechter fühlte, statt genährt; warum mein Körper in einem ständigen Alarmzustand zu sein schien. Ich verstand, dass mein Darm mich geschützt hatte, aber schon lange am Ende seiner Kräfte war. Diese dünne, unscheinbare Schleimhautschicht in meinem Inneren war keine beiläufige Struktur, sondern mein Schutzwall, mein innerer Zaun, doch er war porös geworden.

Die Darmschleimhaut besteht aus einer einzigen Zellschicht – eine hauchdünne, fragile Linie zwischen uns und allem, was wir täglich zu uns nehmen. Verbunden sind diese Zellen über, die bereits beschriebenen, *Tight Junctions* – spezialisierte Proteine, die wie kleine Türsteher entscheiden, was hindurch darf und was draußen bleiben muss.

Stell dir diese Darmbarriere wie eine ausgeklügelte Grenzkontrolle vor. Die einzelnen Zellen stehen Schulter an Schulter und bilden eine lückenlose Linie. Zwischen ihnen befinden sich diese *Tight Junctions* – winzige molekulare Verschlüsse, die sich öffnen und schließen können. Sie bestehen aus verschiedenen Proteinen, darunter *Occludin* und diverse *Claudine*, die wie ein Reißverschluss die Zellen miteinander verbinden, aber bei Bedarf auch gezielt Nährstoffe durchlassen. Solange diese Türsteher wachsam und stabil sind, läuft alles rund. Nährstoffe gelangen kontrolliert ins Blut, schädliche Stoffe werden zurückgehalten und ausgeschieden. Doch bei chronischem Stress, Medikamenteneinfluss, Alkohol, stark verarbeiteten Lebensmitteln oder langanhaltenden Entzündungen können diese *Tight Junctions* ihre Funktion verlieren – sie »lecken« –, und plötzlich ist der Zaun nicht mehr dicht. Unverdaute Eiweiße, Toxine, Bakterienfragmente – all das gelangt direkt in den Blutkreislauf. Der Körper reagiert sofort und das Immunsystem schlägt Alarm, aber er ist dabei nicht laut.

Er reagiert nicht mit Fieber oder akutem Schmerz, sondern verhält sich still. Die Symptome sind subtil und kommen schleichend und genau das macht es so gefährlich.

Damit du das Leaky Gut Syndrom noch besser verstehen und dir bildlich vorstellen kannst, habe ich ein kurzes und verständliches Video zum Leaky Gut Syndrom für dich aufgenommen.

Scanne dafür einfach diesen QR-Code:

Die Integrität unserer Darmbarriere wird nicht nur durch offensichtliche Faktoren wie Ernährung beeinflusst, sondern auch durch unsere Psyche. Studien haben gezeigt, dass chronischer psychischer Stress die Durchlässigkeit der Darmschleimhaut deutlich erhöhen kann. Über verschiedene Stresshormone wie Cortisol oder Adrenalin werden Signale an die Darmschleimhaut gesendet, die dort die *Tight Junctions* lockern können – ein faszinierendes Beispiel dafür, wie eng Körper und Geist verbunden sind. Die gute Nachricht ist, dass sich die Darmbarriere, wie bereits erwähnt, regenerieren kann. Mit den richtigen Maßnahmen, einer entzündungshemmenden Ernährung, gezielter Stressreduktion und dem Aufbau einer gesunden Darmflora kann die Schleimhaut ihre Schutzfunktion zurückerlangen. Es ist, als würden die Risse in der Mauer nach und nach wieder geschlossen, die Türsteher wieder aufmerksam und die Grenzkontrolle wieder effektiv. Dieser Prozess braucht Zeit, oft Monate, aber er ist möglich.

4. DIE STILLE ENTZÜNDUNG: WENN DER KÖRPER INNERLICH BRENNT

Was ich damals las, hat mich tief erschüttert, aber auch erleichtert. Es gab also einen Namen für das, was ich so lange gefühlt hatte. Diese innere Unruhe, diese Gereiztheit in meinem ganzen System und das Brennen unter der Haut, das sich nicht nur äußerlich, sondern auch innerlich zeigte.

Ich fühlte mich wie in einem ständigen Kampfzustand. Mein Körper war in einem stillen Feuer gefangen, einer chronisch unterschwelligen Entzündung.

Dies ist, wie wir bereits im vorherigen Kapitel kurz angesprochen haben, die systemische niedriggradige Entzündung – oder in der Forschungssprache: *low-grade inflammation*. Anders als die akuten Entzündungen, die wir alle kennen – mit Rötung, Schwellung, Hitze und Schmerz – verläuft diese Form schleichend und oft ohne die klassischen Warnsignale, ist aber dennoch in jeder Zelle präsent und aktiv. Noch vor wenigen Jahren dachte man, dass solche stillen Entzündungen die Folge chronischer Erkrankungen seien, eine Art Begleiterscheinung bei Autoimmunerkrankungen, Herz-Kreislauf-Problemen, Diabetes oder Depressionen. Doch neuere Studien zeigen ein anderes Bild: Stille Entzündungen sind nicht die Folge, sondern oft die Ursache. Sie sind der Zündfunke, der über Jahre hinweg unterschwellig wirkt und das Immunsystem schließlich in eine chronische Überaktivität treibt. Sie können die Blutgefäße angreifen, die Hormonregulation stören, die Darmbarriere schwächen, das Nervensystem beeinflussen und so den Weg bereiten für Erkrankungen, die sich später ganz woanders zeigen, insbesondere in der Haut, in den Gelenken, im Gehirn oder in der Schilddrüse.

In einem Review, das 2019 im Fachjournal *Nature Reviews Immunology* veröffentlicht wurde, beschreiben Forscher:innen eindrücklich, wie diese Form der niedriggradigen Entzündung mit der Entwicklung zahlreicher Zivilisationserkrankungen verknüpft ist, inklusive Depression, Alzheimer, Typ-2-Diabetes, Rheuma, Hashimoto und sogar Krebs. Und der Ausgangspunkt? Immer wieder landet der Blick bei der intestinalen Barriere, also unserer Darmwand, und beim Mikrobiom, das mit dieser Barriere in ständiger Wechselwirkung steht.

Als ich das verstand, fiel mir zum ersten Mal auf, wie lange ich versucht hatte, gegen meinen Körper zu kämpfen und in Wahrheit versuchte mein Körper die ganze Zeit nur, mich zu beschützen. Mein Immunsystem war schlichtweg überfordert und es kämpfte an einer Front, die ich lange nicht gesehen hatte.

Denn wenn dort unbemerkt Stoffe durch die Schleimhaut in den Körper gelangen, ob bakterielle Zellwandbestandteile, Glutenfragmente, Schwermetalle oder unverdaute Eiweiße, reagiert das Immunsystem automatisch, und zwar so, als würde ein Eindringling vor der Tür stehen. Es bildet Antikörper, mobilisiert Entzündungszellen, sendet Botenstoffe aus, die systemisch wirken und all das, ohne dass wir es bewusst wahrnehmen. Du fühlst dich vielleicht »nur« erschöpft, gereizt, bekommst zum dritten Mal in diesem Monat eine Blasenentzündung oder deine Haut entzündet sich aus dem Nichts, doch keiner weiß, warum. Vielleicht ist die Mauer einfach brüchig geworden und vielleicht ist es nichts von außen, sondern die Flamme, die innen brennt.

Ich war lange wütend auf meinen Körper. Vielleicht sogar wütender, als ich es mir eingestanden hatte. Ich fühlte mich verraten. Als ob meine eigene Biologie mich auflaufen ließ. Immer wieder entzündete sich meine Haut; mein Bauch blähte sich wie ein Ballon, sobald ich etwas aß; mein Herz raste grundlos; mein Kopf fühlte sich wie Watte an, als würde jemand einen Vorhang zwischen mich und die Welt ziehen, doch keiner konnte mir sagen, warum. Es ist leider kein Scherz, doch ich hörte von den Haut- und Hausärzt:innen durchweg, dass ich damit leben müsse, die Ernährung »nichts damit zu tun« habe und ich mein Leben lang auf die meisten Lebensmittel verzichten und auf Kortison angewiesen sein werde. Als schwere Depressionen dazukamen und ich jegliche Lebensqualität und Freude verlor, wurden mir Antidepressiva und eine Therapie mit einer Wartelistenzeit bis zum Umfallen angeboten.

Heute weiß ich, dass mein Körper sich nie gegen mich gewendet hat. Im Gegenteil, er hat die ganze Zeit versucht, mich mit den Mitteln, die ihm noch zur Verfügung standen, zu beschützen. Was da tobte, war kein Systemfehler, sondern eine Überreaktion auf Dauerstress, Störfaktoren, Fremdkörper – eine immunologische Überforderung, und auch diese hat einen Namen: chronische systemische Entzündungen mit Autoimmunbeteiligung. Klingt sperrig, ist aber logisch, wenn man versteht, was sich im Hintergrund abspielt.

Wenn die Darmschleimhaut durchlässig wird, wie wir es beim bereits beschriebenen *Leaky Gut Syndrom* gesehen haben, geraten Stoffe ins Blut, die dort nicht hingehören. Ein klassisches Beispiel sind große, unvollständig verdaute Eiweißmoleküle, etwa aus Milchprodukten, Gluten oder Soja. Diese Moleküle werden vom Immunsystem als fremd erkannt. Es reagiert mit der Bildung von Antikörpern, das ist grundsätzlich eine gesunde Reaktion. Doch wenn dieser Prozess immer wieder geschieht – Tag für Tag, Mahlzeit für Mahlzeit – gerät die Immunabwehr in Dauerbetrieb. Die sogenannte adaptive Immunantwort bleibt aktiviert. Dann produziert der Körper Immunglobuline, zum Beispiel IgG oder IgA, gegen Substanzen, die harmlos sind, wenn sie richtig verdaut werden. Es entstehen Unverträglichkeiten, die nichts mit klassischen Allergien zu tun haben, sondern mit dieser schleichenden Überforderung. Noch kritischer wird es, wenn das Immunsystem beginnt, körpereigene Strukturen anzugreifen, weil sie Molekülen ähneln, die es als Feind erkannt hat. Dieses Phänomen nennen wir molekulare Mimikry, ein zentraler Auslöser von Autoimmunerkrankungen. Wenn beispielsweise ein Fremdeiweiß im Darm dem Gewebe der Schilddrüse ähnelt, können Antikörper, die eigentlich gegen das Fremdeiweiß gerichtet sind, auch die Schilddrüse angreifen. So kann ein durchlässiger Darm langfristig zum Auslöser von Hashimoto-Thyreoiditis, Rheumatoider Arthritis, Lupus oder auch Multipler Sklerose werden, je nachdem, wo die »falsche« Immunantwort landet.

Besonders faszinierend ist, wie die neuere Forschung inzwischen die Verbindung zwischen einem beeinträchtigten Darm, stillen Entzündungen und sogar psychischen Erkrankungen wie Depressionen oder Angststörungen nachweist. Die Mechanismen dahinter sind vielfältig. Entzündungsstoffe können die Blut-Hirn-Schranke passieren und Nervenprozesse direkt beeinflussen, sie können den Stoffwechsel wichtiger Botenstoffe wie Serotonin (unser »Glückshormon«) oder Dopamin verändern und über den Vagusnerv direkte Signale ans Gehirn senden, die unsere Stimmung und unser Verhalten beeinflussen. So entsteht ein Teufelskreis: Der Darm wird durchlässig, Entzündungsprozesse beginnen, diese beeinträchtigen wiederum die Darmfunktion noch stärker, mehr Entzündungssignale entstehen, und irgendwann zeigt sich das Problem an einem ganz anderen Ort im Körper, oft weit entfernt vom eigentlichen Ursprung im Verdauungssystem.

Die gute Nachricht ist jedoch, dass sich dieser Kreislauf durchbrechen lässt. Durch gezielte Darmheilung, Stressreduktion und entzündungshemmende Ernährung können wir den Körper unterstützen, wieder ins Gleichgewicht zu kommen. Dabei geht es nicht um kurzfristige Symptomlinderung, sondern um tiefgreifende Heilung von innen heraus. In den späteren Kapiteln werde ich dir zeigen, wie das konkret aussehen kann und welche Schritte du gehen kannst, um deinen Körper auf diesem Weg zu unterstützen.

5. HISTAMIN, ALLERGIEN UND UNVERTRÄGLICHKEITEN VERSTEHEN

Ein weiterer Stoff, der im Zusammenhang mit dem bereits besprochenen *Leaky Gut* oft zum Problem wird, ist Histamin. Dieses körpereigene Gewebshormon ist eigentlich ein Teil unserer natürlichen Immunantwort. Es ist sozusagen die Feuerwehr im Körper. Es macht die Gefäße weit, sorgt für Durchblutung und aktiviert Immunzellen. Alles super, solange es kontrolliert geschieht, doch in einem gereizten, überlasteten Darmmilieu kippt die Situation.

Histamin hat im Körper zahlreiche wichtige Funktionen. Es reguliert den Schlaf-Wach-Rhythmus, ist als Neurotransmitter an der Gehirnfunktion beteiligt, steuert die Magensäureproduktion und spielt eine zentrale Rolle bei allergischen Reaktionen. Mit diesen vielfältigen Aufgaben wird klar, warum eine Überlastung des Histaminsystems so weitreichende Folgen haben kann, von Hautproblemen über Verdauungsbeschwerden bis hin zu neurologischen Symptomen wie Schwindel oder Konzentrationsproblemen.

Ich habe lange geglaubt, ich hätte eine klassische Histaminintoleranz, also eine Unverträglichkeit gegenüber histaminhaltigen Lebensmitteln wie Rotwein, gereiftem Käse, Tomaten oder Sauerkraut. Das klassische Bild, aber je tiefer ich mich in die Thematik einarbeitete, desto klarer wurde mir, dass es viel komplexer war. Ich litt an einer sogenannten Histaminose, einer systemischen Überladung mit Histamin, die nicht nur von der Nahrung kam, sondern auch von innen heraus produziert wurde, und das hat sehr viel mit dem Darm zu tun. In einem gesunden Mikrobiom gibt es eine natürliche Balance zwischen histaminbildenden und histaminabbauenden Bakterien. Bei einer Dysbiose jedoch, einer gestörten Darmflora, kann sich dieses Gleichgewicht verschieben. Plötzlich übernehmen die Histaminbildner das Kommando. Zu diesen zählen beispielsweise Bakterien wie Klebsiella, Morganella, Proteus oder Citrobacter. Sie produzieren aktiv Histamin, unabhängig davon, was du isst. Das bedeutet, selbst wenn du dich histaminarm ernährst, kann dein Darm permanent Nachschub an Histamin liefern, und wenn gleichzeitig die Barriere durchlässig ist, gelangt dieses Histamin direkt in deinen Kreislauf. Der Körper ist ohne ersichtlichen Grund auf Dauerflucht.

Besonders tückisch ist, dass der Körper in dieser Situation in einen Teufelskreis gerät. Histamin selbst kann die Darmbarriere schwächen und durchlässiger machen. Dadurch gelangen wiederum mehr Allergene und Entzündungsstoffe ins System, die ihrerseits weitere Histaminausschüttungen provozieren. Ich nenne das gerne den »Histamin-Dominoeffekt« – einmal angestoßen, ist er schwer zu stoppen.

Dazu kommt oft ein DAO-Mangel, also eine verminderte Aktivität des Enzyms Diaminoxidase, das im Dünndarm Histamin abbauen soll. Dieses Enzym ist sensibel und wird durch Alkohol, Medikamente, aber auch durch Mikronährstoffmängel (vor allem B6, Kupfer, Magnesium) gehemmt. Die Schleimhaut selbst produziert DAO, und ist diese beschädigt, sinkt die Produktion. Es ist also ein Teufelskreis. Die Schleimhaut ist gereizt → DAO wird weniger → Histamin wird nicht abgebaut → Bakterien produzieren zusätzlich Histamin → die Reaktion eskaliert.

Eine Sache, die selten thematisiert wird, ist, dass es neben DAO ein weiteres histaminabbauendes Enzym namens HNMT (Histamin-N-Methyltransferase) gibt, das hauptsächlich in Leber und Nieren, aber auch in Darm und Gehirn aktiv ist. Dieses Enzym kümmert sich vorrangig um das Histamin, das im Zellinneren anfällt, während das DAO für extrazelluläres Histamin zuständig ist. Bei einer starken Histaminbelastung können beide Systeme überlastet sein. Daher ist ein ganzheitlicher Ansatz bei der Behandlung so wichtig.

Ich erinnere mich an die Zeit, in der ich auf einmal auf Dinge reagierte, die ich vorher problemlos vertragen hatte. Ich bekam rote Flecken nach dem Essen, mein Herz raste ohne Grund, mein Kopf wurde heiß, mein Bauch spannte. Es war wie ein innerer Feueralarm und ich stand daneben und wusste nicht, wo ich zuerst löschen sollte. Erst durch den gezielten Blick in den Stuhl, die Identifikation der histaminbildenden Keime und das gezielte Arbeiten an der Schleimhautregeneration konnte ich langsam wieder Ruhe ins System bringen.

Was viele nicht wissen, ist, dass Stress einer der größten Histaminverstärker überhaupt ist. Unter Stress schüttet unser Körper verstärkt Katecholamine (Adrenalin und Noradrenalin) aus, die wiederum Mastzellen zur Freisetzung von Histamin anregen. Gleichzeitig wird unter Stress mehr Cortisol ausgeschüttet, was anfangs entzündungshemmend wirkt, bei chronischem Stress aber zu einer Cortisolresistenz führen kann. Die Folge? Die Entzündungsprozesse laufen ungehindert weiter, während gleichzeitig die Darmbarriere durch Stress weiter geschwächt wird. Deshalb ist Stressmanagement ein wesentlicher Baustein bei der Behandlung von Histaminproblemen.

Eine weitere überraschende Erkenntnis war für mich, dass auch die

Schilddrüse im Histamingeschehen eine wichtige Rolle spielt. Schilddrüsenhormone regulieren unter anderem die Aktivität von Mastzellen und die Histaminfreisetzung. Bei einer Schilddrüsenunterfunktion, wie bei Hashimoto, kann es daher zu einer verstärkten Histaminfreisetzung kommen, während gleichzeitig der Histaminabbau verlangsamt ist. Bei meinen Patient:innen sehe ich daher oft, dass eine Optimierung der Schilddrüsenfunktion auch die Histamintoleranz verbessert.

In einem späteren Kapitel gehen wir detaillierter auf Dysbiose-Typen, bakterielle Profile, Stuhlanalysen und die ganzheitliche Behandlung einer Histaminose ein, inklusive Ernährung, Mikronährstoffe, Darmflora-Modulation und Regulation des Nervensystems.

Wenn ich heute zurückblicke, kann ich sagen, dass ich ein Paradebeispiel war. Ich hatte Unverträglichkeiten, ohne sie zu verstehen. Ich war voller Entzündungen, ohne den Grund dafür benennen zu können. Ich hatte Symptome von zig Organsystemen und doch war alles eins. Meine Haut war der Spiegel. Meine Schleimhäute brannten und mein Bauch rebellierte. Ich war innerlich in Alarmbereitschaft und äußerlich erschöpft. Ich dachte lange Zeit, ich sei das Problem. Dabei versuchte mein Körper lediglich verzweifelt auf sich aufmerksam zu machen. Er sendete mir Signale über die Haut, über den Stuhl, über die Stimmung, aber ich hörte nicht zu. Bis ich begriff, dass dieser Schrei kein Zeichen von Schwäche, sondern von Körperintelligenz war. Lies diesen Satz noch mal. Mein Körper war nicht kaputt, er steckte voller Informationen. Ich musste nur lernen, seine Sprache zu verstehen.

Jetzt habe ich viel über Unverträglichkeiten und Histamin gesprochen.

Lass uns nun gemeinsam herausfinden, was es mit den Unverträglichkeiten in der heutigen Gesellschaft auf sich hat.

Vielleicht kennst du diesen Moment, du sitzt am Esstisch, starrst den Teller vor dir an und du fragst dich ernsthaft, ob du überhaupt noch irgendetwas essen kannst, ohne danach auszusehen, als hätte dich ein Bienenschwarm angegriffen. Willkommen in der Welt der Nahrungsmittelunverträglichkeiten oder, wie ich sie in meiner Praxis nenne: in der Welt der leisen, unsichtbaren Kämpfe.

Ich habe bereits geschrieben, wie das bei mir war. Essen war für mich kein Genuss, nicht einmal mehr Mittel zum Zweck; es war pure Angst. Angst vor Reaktionen, vor Schmerzen und vor allem vor neuen Ausschlägen. Gluten? Nein danke. Laktose? Besser nicht. Fruktose? Nur auf eigene Gefahr. Histamin? Na, halleluja, der Endgegner.

Das Verrückte ist, dass sich diese Situation irgendwann normal anfühlt. Es ist so selbstverständlich, dass man sich durch Zutatenlisten kämpft wie durch ein Minenfeld, Einladungen zum Essen dankend ablehnt oder heimlich eigene Snacks einpackt. Nur eines ist es nicht: normal. Denn der menschliche Körper ist dafür gemacht, Nahrung aufzunehmen, zu verdauen und sich daran zu stärken, und nicht, um bei jedem zweiten Bissen Alarm zu schlagen.

6. DIE UNBEWUSSTE ERNÄHRUNGSFALLE DER MODERNE

Wenn ich heute auf meinen Leidensweg zurückblicke und auf die vielen Menschen, die ich auf ihrem Weg begleiten durfte, dann wird eines glasklar - unser modernes Leben ist für unseren Körper in etwa das, was ein Schraubenzieher für eine Hochzeitstorte ist: nicht das Richtige. Unsere Nahrung ist hochverarbeitet, voller Zusatzstoffe, Zucker, synthetischer Fette und neuerdings auch chemisch optimierter »Super-Proteine«, die unser Darmmikrobiom nicht verarbeiten kann. Dazu kommen chronischer Stress, zu wenig Schlaf, zu viel Künstlichkeit und viel zu wenig Natur. Mittendrin steht unser Darm, dieser treue, tapfere Begleiter und tut, was er kann, um das Chaos irgendwie zu managen. Die Lebensmittelindustrie hat in den letzten 70 Jahren eine wahre Revolution durchgemacht. Was früher einfache, regionale Zutaten waren, sind heute hochkomplexe, industriell gefertigte Produkte. Um Geschmack, Haltbarkeit und Konsistenz zu optimieren, werden Hunderte von Zusatzstoffen eingesetzt: Emulgatoren, Konservierungsmittel, Farbstoffe und Geschmacksverstärker. Viele dieser Substanzen sind relativ neu in der menschlichen Ernährung und ihre langfristigen Auswirkungen auf unser Mikrobiom werden erst jetzt allmählich verstanden.

Eine Studie der Universität Georgia fand beispielsweise heraus, dass gängige Emulgatoren wie Carboxymethylcellulose und Polysorbat 80, die in vielen Fertigprodukten enthalten sind, die Darmschleimhaut schädigen und zu Entzündungen im Darm fördern können. Diese Zusatzstoffe scheinen die schützende Schleimschicht zu durchdringen, die unsere Darmwand umgibt, was zu einer erhöhten Durchlässigkeit führt – genau der Mechanismus, den wir bereits im Zusammenhang mit dem *Leaky Gut Syndrom* kennen.

Erschwerend kommt hinzu, dass unser Food-System heute auf Effizienz und Geschwindigkeit ausgerichtet ist. Lebensmittel werden unreif geerntet, über weite Strecken transportiert und künstlich nachgereift. Der Boden, auf dem sie wachsen, ist durch die industrielle Landwirtschaft ausgelaugt, was zu einem verringerten Nährstoffgehalt in Obst und Gemüse führt. Studien zeigen, dass der Mineralstoffgehalt in vielen Gemüsesorten in den letzten 50 Jahren um bis zu 40 Prozent gesunken ist. Wir essen also mehr, bekommen aber weniger essenzielle Nährstoffe. Ich sage zu meinen Patient:innen immer: „Wir verhungern vor vollen Tellern!"

Und dann ist da noch Glyphosat, das weltweit meistverwendete Herbizid. Es wird auf unzähligen konventionellen Feldern eingesetzt und findet sich in erschreckend hohen Mengen in unserer Nahrung wieder. Glyphosat wirkt als Chelator, bindet Mineralien und macht sie für Pflanzen und damit auch für uns unverfügbar. Noch bedenklicher ist, dass es gezielt Bakterien abtötet, indem es den sogenannten Shikimat-Stoffwechselweg blockiert. Wir haben diesen Stoffwechselweg nicht, weshalb Glyphosat lange als ungefährlich für uns galt. Aber unsere Darmbakterien haben diesen Stoffwechselweg! Glyphosat tötet also selektiv bestimmte Bakterien in unserem Darm ab und kann so zu einer Dysbiose beitragen. Kein Wunder, dass irgendwann die Schleimhäute entzünden, die Darmbarriere aufgibt und plötzlich Stoffe in unseren Körper gelangen, die da nichts, aber auch gar nichts verloren haben. Und dann passiert das, was ich heute fast täglich sehe: Das Immunsystem schaltet in den Alarmmodus. Der Körper interpretiert harmlose Lebensmittel als Feinde – et voilà die Unverträglichkeit ist geboren.

Die wahrscheinlich berühmtesten Verdächtigen kennst du bestimmt:

- **Laktoseintoleranz**
  der fehlende Milchzucker-Spalter
- **Fruktosemalabsorption**
  Fruchtzucker wird zum Darmterroristen
- **Glutensensitivität**
  keine Zöliakie, aber heftige Reaktionen
- **Histaminintoleranz (bzw. Histaminose)**
  die unterschätzte Biowaffe im Körper
- **Sorbitunverträglichkeit**
  der versteckte Zuckeraustreiber

Hinzu kommen neuere Erkenntnisse zu sogenannten FODMAPs (fermentierbare Oligo-, Di- und Monosaccharide und Polyole) – kurzkettige Kohlenhydrate, die bei vielen Menschen mit Reizdarmsyndrom zu Beschwerden führen können. Diese Zuckerverbindungen werden im Dünndarm schlecht aufgenommen und gelangen in den Dickdarm, wo sie von Bakterien fermentiert werden und unterschiedlichste Gase bilden. Bei einem gesunden Darm ist das kein Problem, bei einem bereits gereizten System jedoch kann es zu erheblichen Beschwerden führen.

Auch die Art, wie wir essen, spielt eine entscheidende Rolle. Wir essen zu schnell, zu oft, zu viel auf einmal und zu spät am Abend. Die natürlichen Verdauungsrhythmen unseres Körpers werden ignoriert. Der Darm braucht Pausen, um sich zu regenerieren, das sogenannte »intermittierende Fasten« ist nicht umsonst in aller Munde. Früher entstanden diese Pausen ganz natürlich, heute müssen wir sie bewusst einplanen.

Und das sind nur die Klassiker. Manche Menschen reagieren auf alles gleichzeitig, andere auf ganz spezielle Kombinationen. Manche Symptome kommen sofort, andere schleichen sich erst Stunden später ins System. Genau das macht die Diagnose oft so schwierig, denn ein Reizdarmsyndrom, Migräne, Hautausschlag oder chronische Müdigkeit können Ausdruck einer ungelösten Nahrungsmittelproblematik sein, aber kaum jemand denkt daran, weil die Symptome so verstreut und diffus wirken.

Ich habe in meiner Praxis beobachtet, dass verarbeitete Lebensmittel oft eine Art »Reaktionskaskade« auslösen können. Ein Patient kommt zu mir und ist überzeugt, auf Gluten zu reagieren. Nach genauerer Analyse stellt sich jedoch heraus, dass nicht das Gluten selbst das Problem ist, sondern Zusatzstoffe in Backwaren, die Emulgatoren in der Margarine oder die Pestizide auf dem konventionellen Getreide. Oder ein anderes, sehr häufiges, Beispiel: Jemand reagiert vermeintlich auf Erdbeeren, aber es sind eigentlich die Pestizide oder Fungizide, mit denen die Früchte behandelt wurden. Diese Unterscheidung ist wesentlich, denn sie bedeutet, dass vielleicht nicht ein ganzes Lebensmittel aus dem Speiseplan gestrichen werden muss, sondern nur seine industrielle Variante.

Es gibt eine Sache, die sich wie ein roter Faden durch diese Thematik zieht und das ist die Tatsache, dass ein gesunder Darm keine Unverträglichkeiten entwickelt. Ein intaktes Mikrobiom, eine dichte Darmschleimhaut und ein entspanntes Nervensystem erkennen Essen als das, was es sein sollte: eine Quelle von Kraft und Freude. Wenn aber die Darmbarriere brüchig ist, wenn die Schleimhäute ständig unter Entzündungsdruck stehen und das Immunsystem im Dauerstress ist, dann wird sogar eine Banane zum Feind. Dann reichen kleinste Moleküle, um das System zu kippen und Symptome zu erzeugen, die dich an deinem Verstand zweifeln lassen.

Und bevor du denkst: »Ach, das bisschen Durchfall, das bisschen Blähbauch, das bisschen Hautjucken – das geht schon wieder weg«, lass dir gesagt sein, dass chronisch schwelende Unverträglichkeiten der Nährboden für ernsthafte Erkrankungen sind – still, schleichend und äußerst tückisch.

Der Zusammenhang zwischen Nahrungsmittelunverträglichkeiten und chronischen Erkrankungen wird immer deutlicher. Zum Beispiel kann eine nicht erkannte Glutensensitivität zu einer chronischen Darmentzündung führen, die wiederum die Blut-Hirn-Schranke beeinträchtigt, eine wichtige Barriere, die unser Gehirn schützt. Wenn diese Schranke durchlässig wird, können Entzündungsstoffe ins Gehirn gelangen und dort neurodegenerative Prozesse begünstigen. Forscher:innen diskutieren mittlerweile ernsthaft über Verbindungen zwischen Darmgesundheit und Erkrankungen wie Multiple Sklerose, Parkinson oder Alzheimer. Ein anderes Beispiel sind chronische Entzündungsprozesse durch Nahrungsmittelunverträglichkeiten. Sie können zu einer gestörten Insulinsignalübertragung führen – ein Mechanismus, der als Insulinresistenz bekannt ist und der Entstehung von Typ-2-Diabetes vorangeht. Die durch Unverträglichkeiten ausgelösten Entzündungen können die Ovarialfunktion bei Frauen beeinträchtigen und zu Zyklusstörungen, PCOS oder sogar Unfruchtbarkeit beitragen. Die gute Nachricht ist, dass Unverträglichkeiten in den meisten Fällen kein Urteil auf Lebenszeit sind. Sie sind ein Ruf deines Körpers, ein Notruf, der dich bittet, genau hinzuschauen, aufzuräumen und neu zu starten.

Hier setzt meine Arbeit an – nicht mit endlosen Verbotslisten oder lebenslangen Diäten, sondern mit echter und tiefer Heilung.

- **Schleimhäute stärken**
- **Entzündungen regulieren**
- **Mikrobiom aufbauen**
- **Stress reduzieren**
- **natürliche Toleranzgrenze des Körpers wiederherstellen**

Der Heilungsprozess beginnt meistens mit einer Phase der Karenz – ja, leider müssen bestimmte Lebensmittel für eine Weile gemieden werden, um dem Körper eine Chance zur Regeneration zu geben. Aber das Ziel ist immer, die Nahrungsmittelvielfalt Schritt für Schritt wieder zu erweitern. Denn Vielfalt ist ein Schlüssel zu einem gesunden Mikrobiom.

Parallel dazu setze ich gezielt Heilkräuter und Mikronährstoffe ein, um die Darmschleimhaut zu unterstützen. Substanzen wie Quercetin, Curcumin, Glutamin, Zink und Vitamin D haben sich als besonders wertvoll erwiesen. Sie fördern nicht nur die Regeneration der Darmschleimhaut, sondern haben auch entzündungshemmende und immunmodulierende Eigenschaften. Ein weiterer Aspekt ist die Stressreduktion, ein sehr unterschätzter Faktor bei Nahrungsmittelunverträglichkeiten. Stress aktiviert unsere Kampf-oder-Flucht-Reaktion und stellt die Verdauung auf »Sparflamme«. Die Durchblutung des Darms wird reduziert, Verdauungsenzyme werden weniger produziert und die Darmmotilität verändert sich. All das kann bestehende Unverträglichkeiten verstärken. Daher gehören Entspannungstechniken, ausreichend Schlaf und Achtsamkeitspraktiken zu meinem ganzheitlichen Ansatz.

Ja, das dauert, und ja, das braucht Geduld, und ja, es gibt Rückschläge. Aber glaube mir, die Freiheit, irgendwann wieder entspannt essen zu können, ist unbezahlbar. Essen ohne Angst, ein Leben ohne Symptome, Körper, Geist und Seele in Frieden.

7. ZONULIN: DER TÜRSTEHER DER DARMBARRIERE

Es gibt einen kleinen Stoff, der in der Welt der Darmforschung viel Staub aufgewirbelt hat, und das zu Recht: Zonulin. Als ich diesen Namen das erste Mal in einem Lehrtext gelesen habe, dachte ich, das sei ein Staubsaugerroboter. Aber nein, Zonulin ist ein körpereigenes Protein, das die Türen in deiner Darmwand öffnet und schließt. Stell dir vor, Zonulin ist wie dieser eine Türsteher im Club, der entscheidet, wer reinkommt und wer draußen bleiben muss. Nur geht es hier nicht um einen angesagten Nachtclub, sondern um deinen Blutkreislauf. Wenn der Türsteher Mist baut, wird aus deiner Darmwand schnell ein Schweizer Käse. Normalerweise macht Zonulin einen super Job. Es öffnet die Türen (du kennst diese Türen bereits unter dem Namen *Tight Junctions*), wenn nötige Nährstoffe durch sollen und hält sie verschlossen, wenn gefährliche Stoffe anklopfen. Bei vielen Menschen, besonders solchen mit Reizdarm, Zöliakie, Hautproblemen oder Autoimmunkrankheiten, ist dieser Türsteher allerdings überfordert. Entweder hat er zu viel getrunken, die Anweisungen falsch verstanden oder einfach keine Lust mehr auf seinen Job. Das Ergebnis? Die Türen stehen sperrangelweit offen und jeder Unsinn spaziert einfach so in deinen Körper rein.

Erhöhte Zonulinwerte im Blut oder Stuhl zeigen dieses Problem an. Ärzt:innen und Therapeut:innen nutzen den Wert als Hinweis auf die »intestinale Permeabilität«, was nur der Name für »dein Darm ist undicht« ist. Wir kennen diesen Zustand bereits als *Leaky Gut Syndrom*.

Besonders spannend finde ich, dass wir heute viel mehr über diesen kleinen Türsteher wissen als früher. Der italienische Forscher Alessio

Fasano (für mich so was wie der Darm-Rockstar der Wissenschaft) entdeckte Zonulin vor etwa 20 Jahren.

Seitdem ist klar,
bestimmte Dinge machen unseren Türsteher richtig wütend und nachlässig:

- **Gluten,** vor allem das Gliadin im Weizen. Das ist wie der betrunkene Partygast, der den Türsteher ablenkt, während seine Kumpels reinschlüpfen.
- **Bestimmte Darmbakterien.** Die sind wie die Typen, die dem Türsteher einen Schein zustecken und dann mit der ganzen Gang reinkommen.
- **Stress.** Das ist, als würde jemand ständig den Feueralarm auslösen. Irgendwann macht der Türsteher einfach alle Türen auf, damit die Leute rauskommen können und vergisst, sie wieder zu schließen.
- **Umweltgifte.** Die sind wie Nebelbomben, die den Türsteher so verwirren, dass er nicht mehr weiß, wo oben und unten ist.

Die Wissenschaft zeigt übrigens, dass Zonulin nicht nur mit Bauchproblemen zu tun hat, sondern auch mit Krankheiten, die auf den ersten Blick nichts mit dem Darm zu tun haben, wie beispielsweise die Autoimmunerkrankung Typ-1-Diabetes, Multiple Sklerose, Depressionen und chronische Erschöpfung. Das ist so, als würde der schlechte Türsteher nicht nur im Club, sondern plötzlich auch im Kino, im Supermarkt und im Fitnessstudio arbeiten. Überall herrscht das gleiche Chaos. Ich erinnere mich noch an meine erste Stuhlprobe, bei der der Zonulinwert durch die Decke ging. Ich wusste damals nur vage, was das bedeutet, aber mein Körper wusste es genau. Ich fühlte mich, als hätte jemand alle meine Schutzwälle eingerissen. Nicht nur mein Darm war durchlässig, mein ganzes Leben fühlte sich durchlässig an. Ständig auf der Hut, immer in Alarmbereitschaft, als würde jeder Krümel Brot, jeder Schluck Wein und jede stressige Begegnung direkt in mein System eindringen und dort ein Feuerwerk aus Symptomen zünden.

Aber keine Panik! Der Türsteher kann umgeschult werden. Man kann ihm beibringen, seinen Job wieder ordentlich zu machen. Das ist keine Raketenwissenschaft, sondern eine Kombination aus Ernährungsanpassung, Darmaufbau und Stressmanagement. Darauf gehen wir später noch im Detail ein.

Und nun zu den anderen Bösewichten im Darmgeschehen, die oft unbemerkt ihr Unwesen treiben: Lipopolysaccharide, kurz LPS. Klingt wie ein geheimes Regierungsprogramm, ist aber der Name für Teile der Außenhülle bestimmter Bakterien, die eigentlich harmlos im Darm leben. Sie sind ungefährlich, solange sie dort bleiben, wo sie hingehören - auf der Darmschleimhaut. Wenn dein Darm aber löchrig ist wie eine alte Jeans, dann können diese LPS plötzlich in deinen Blutkreislauf gelangen und da benehmen sie sich wie betrunkene Fußballfans nach einer Niederlage – sie randalieren! Das Immunsystem erkennt diese Bakterienteile als Eindringlinge und schlägt Alarm. Überall werden

Entzündungsstoffe ausgeschüttet und der Körper geht in den Panikmodus.

Die Mediziner nennen diesen Zustand »metabolische Endotoxämie«, was übersetzt so viel bedeutet wie »Vergiftung durch Bakterienteile«. Ich nenne es das »Festival der stillen Entzündung«. Ein Festival, zu dem du definitiv keine Eintrittskarte haben willst. Diese Endotoxine wirken wie ein Dauerstreichholz auf dein körpereigenes Entzündungsfeuer. Kein Wunder, dass erhöhte LPS-Werte im Blut mit allem Möglichen in Verbindung gebracht werden, insbesondere Alzheimer, Herzerkrankungen, Fettleber, chronische Erschöpfung und sogar Depression. Das Gemeine an LPS ist, dass sie gleich doppelt zuschlagen. Erst lösen sie Entzündungen aus und dann beschädigen sie auch noch weiter die Darmbarriere und kurbeln die Zonulinproduktion an. Es ist, als würden sie erst das Haus anzünden und dann auch noch die Feuerwehrschläuche durchschneiden.

Wenn du Lipopolysaccharide im Blut nachweisen kannst, weißt du auch, warum dein Körper sich benimmt wie ein Dreijähriger nach einer Schüssel Zuckerwürfel und ohne Mittagsschlaf: quengelig, erschöpft, launisch und zu keinem vernünftigen Gespräch fähig. »Aber ich esse doch gesund!«, sagst du vielleicht. Das mag sein, aber wenn dein Darm löchrig ist, nützt dir das beste Bio-Superfood wenig. Es ist, als würdest du Eimer um Eimer Wasser in eine Badewanne ohne Stöpsel gießen und dich wundern, dass sie nicht voll wird.

Der bekannteste Zeuge für Entzündungen im Körper ist übrigens das CRP, das C-reaktive Protein. Die Leber produziert es, sobald irgendwo im Körper eine bakterielle Entzündung ausbricht. In der normalen

Arztpraxis wird CRP oft erst beachtet, wenn es richtig hoch ist, wenn du also schon mit Fieber und akuter Infektion auf der Matte stehst. Was viel spannender ist: Auch leicht erhöhte Werte, so zwischen 1 und 3 mg/l, zeigen bereits eine unterschwellige chronische Entzündung an. Das ist genau der Bereich, den ich bei meinen Patient:innen oft sehe und den ich früher auch bei mir selbst hatte. Es ist dieser Zustand, den ich gerne das »Gesundheits-Zwielicht« nenne. Das heißt, nicht krank genug für eine klassische Diagnose, aber meilenweit entfernt von echtem Wohlbefinden. Du weißt schon: »Alles im Normbereich« laut Arzt, aber du fühlst dich trotzdem wie ein wandelnder Zombie.

Diese leicht erhöhten Entzündungswerte zusammen mit durchlässigem Darm, gestörter Darmflora und LPS-Alarm ergeben ein klares Bild: Der Darm hat die Hosen gestrichen voll. Der Körper arbeitet wie ein Feuerwehrmann in der 48-Stunden-Schicht, um das Chaos zu bewältigen. Kein Wunder, dass da am Ende nur noch Erschöpfung bleibt. Für mich war es damals wie eine Erleuchtung, zu erfahren, dass es für mein Leiden handfeste biologische Erklärungen gibt. Es waren nicht »nur Einbildung« oder »Befindlichkeitsstörungen«, wie manche Ärzt:innen meinten. Mein Körper spielte nicht verrückt, er reagierte völlig normal auf eine verrückte Situation. Heute weiß ich, wenn du Stuhlanalysen, Bluttests und die Signale deines Körpers zusammen betrachtest, enthüllt sich ein Muster, so klar wie die Handlung eines Krimis. Es ist wie ein Tagebuch deiner Gesundheit, das nur darauf wartet, gelesen zu werden. Die meisten Menschen verstehen die Sprache dieses Tagebuchs nur leider nicht.

Ein kurzes Beispiel aus meiner Praxis: Maria kam 2022 mit Migräne zu mir, 15 Attacken pro Monat, die Apotheke auf ihrer Seite oder eher auf ihrem Nachttisch, wo sie die Pillen stapelte. Nachdem wir drei Monate gezielt an ihrer Darmbarriere gearbeitet hatten, waren es nur noch zwei Attacken, ohne ein einziges Schmerzmittel. Für mich keine Überraschung mehr, für sie ein Wunder. Das ist übrigens keine Zauberei, sondern eine logische Konsequenz, wenn wir die Darmbarriere stabilisieren und den Türsteher Zonulin wieder zur Arbeit bringen, beruhigt sich das Immunsystem. Die Entzündungswerte sinken und die Symptome, egal wo im Körper, lassen nach.

Später erfährst du, wie du diesen Prozess für dich nutzen kannst. Wir schauen uns an, wie du deine Werte verstehen und verbessern kannst. Du wirst sehen, warum ein aufmerksamer Blick in die Toilettenschüssel manchmal mehr über deine Gesundheit aussagt als ein gestresstes Fünf-Minuten-Gespräch beim Arzt. Denn oft spricht dein Körper die Wahrheit laut und deutlich. Du brauchst nur jemanden, der dir beibringt, seine Sprache zu verstehen und falls du dich jetzt fragst, ob du einen Doktor in Darmologie brauchst, um das alles zu verstehen: keine Sorge! Ich verspreche dir, dass du nach diesem Buch mehr über deine Verdauung wissen wirst als die meisten Menschen, die einen weißen Kittel tragen, und das Beste, du wirst nicht nur verstehen, was schiefläuft, sondern auch, wie du es wieder in Ordnung bringen kannst. Dein Darm wird es dir danken und der Rest deines Körpers auch.

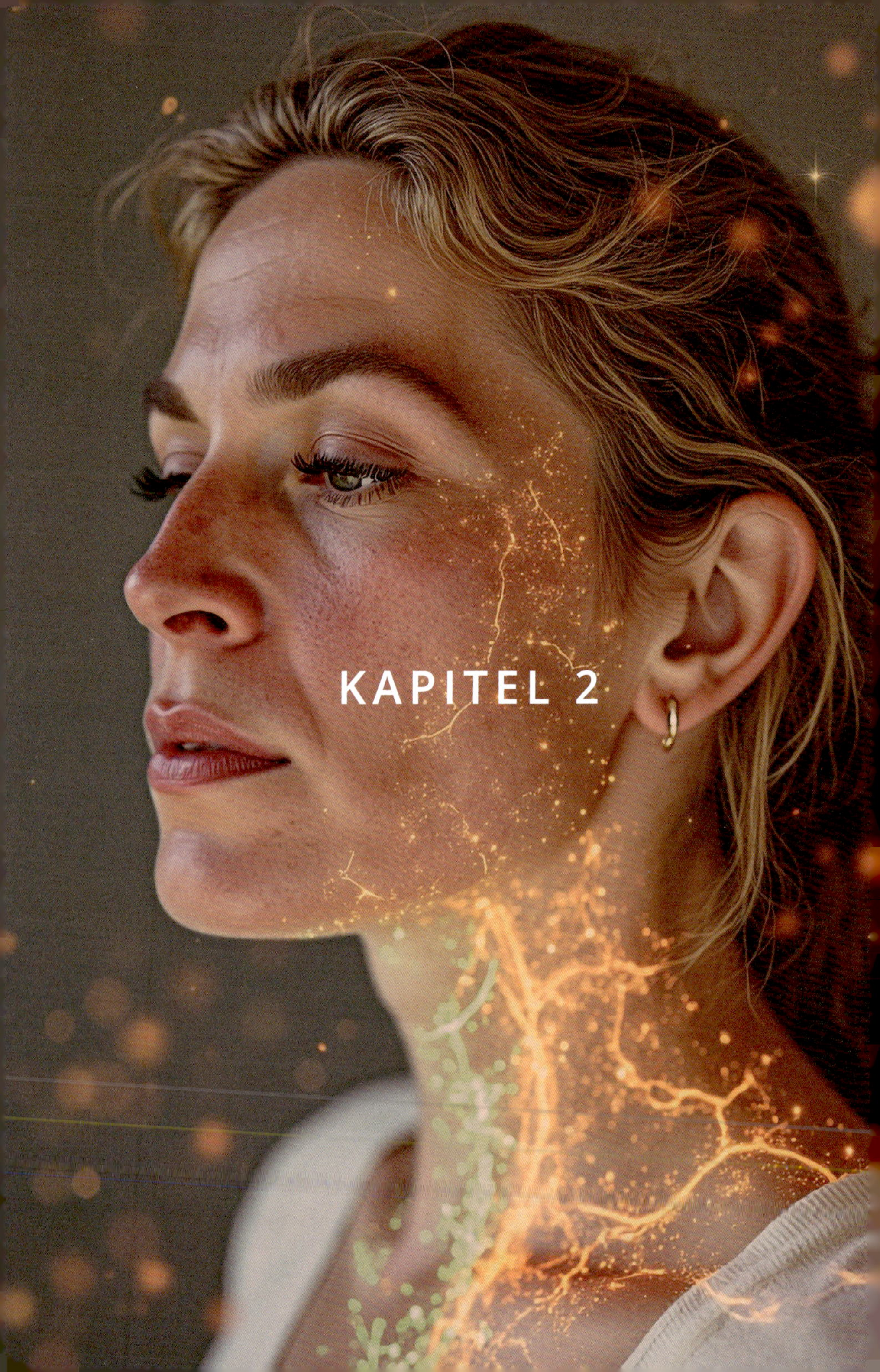

KAPITEL 2

1. BAUCHGEFÜHL: DIE VERBINDUNG ZWISCHEN DARM UND PSYCHE

Wir haben bereits kurz über das enterische Nervensystem gesprochen, diesen geheimen Giganten in unserem Bauch, den die wenigsten wirklich kennen. Jetzt ist es an der Zeit, tiefer einzusteigen. Denn was da in unserem Verdauungstrakt abläuft, ist nicht nur biochemisch spannend, sondern kann erklären, warum so viele Menschen sich innerlich nicht mehr wohlfühlen, ohne zu wissen, dass das eigentliche Problem nicht im Kopf beginnt, sondern im Bauch. Das enterische Nervensystem ist kein kleines Anhängsel, sondern ein vollkommen eigenständiger Spieler. Es besitzt weit über 100 Millionen Nervenzellen, mehr als das Rückenmark und ist entlang der gesamten Darmwand eingebettet. Es funktioniert unabhängig vom Gehirn im Kopf, trifft autonome Entscheidungen und verarbeitet Reize, ohne dass wir es wahrnehmen. Noch bevor unser Verstand denkt, hat unser Bauch längst gespürt. Kein Wunder also, dass wir intuitiv von »Bauchgefühl« sprechen. Die Verbindung zwischen diesem Bauchhirn und unserem zentralen Nervensystem läuft über den Vagusnerv, den längsten und vielleicht wichtigsten Nerv im menschlichen Körper. Eine faszinierende Tatsache ist, dass 80 bis 90 Prozent der Signale auf dieser Nervenleitung vom Darm zum Gehirn gehen und nicht umgekehrt. Diese Erkenntnis stellt die klassische Vorstellung, dass das Gehirn alles kontrolliert, komplett auf den Kopf. Für Menschen mit emotionalen Schwankungen, unerklärbaren Angstzuständen oder wiederkehrenden Stimmungstiefs kann diese Information lebensverändernd sein. Was oft als rein psychisches Problem diagnostiziert wird, könnte seinen Ursprung tatsächlich im Verdauungssystem haben. Das Gefühl emotionaler Überforderung ist möglicherweise biochemisch getriggert, aus den Tiefen des Bauchs heraus.

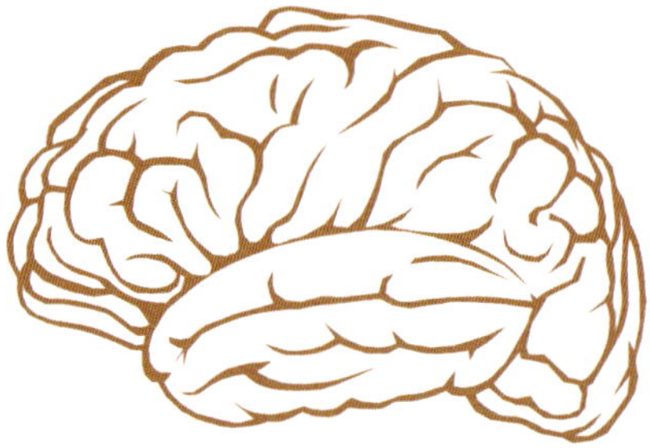

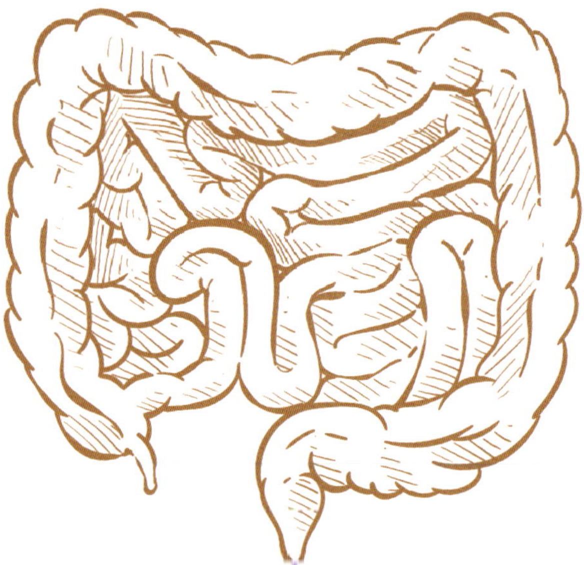

Eine der erstaunlichsten Entdeckungen der modernen Neurogastroenterologie ist, dass die Botenstoffe, die unsere Stimmung regulieren – Serotonin, Dopamin, GABA und weitere – nicht primär im Gehirn, sondern zu einem großen Teil im Darm entstehen. Das sogenannte Glückshormon Serotonin wird zu rund 90 Prozent im Verdauungstrakt gebildet. Diese Produktion hängt direkt davon ab, wie gesund die Darmschleimhaut ist und welche Bakterien im Darm siedeln. Bestimmte Bakterienstämme wie Lactobacillus und Bifidobakterien fördern die Bildung dieser stimmungsaufhellenden Botenstoffe. Eine Studie der University of Cork zeigte 2019, dass die Gabe bestimmter probiotischer Stämme bei Versuchspersonen Angstsymptome und depressive Verstimmungen signifikant reduzieren konnte. Die Forscher:innen nannten diese Bakterien »psychobiotisch« – ein Begriff, der die revolutionäre Verknüpfung zwischen Darmbakterien und Gehirnfunktion unterstreicht. Bei einem gestörten Mikrobiom fehlt diese biochemische Unterstützung. Die Folge ist, dass Menschen sich grundlos traurig, gereizt oder überfordert fühlen. Sie wachen morgens auf und wissen bereits, dass heute alles zu viel sein wird – nicht ausgelöst durch einen Gedanken, sondern durch einen körperlichen Zustand, der im Darm beginnt.

Das *Journal of Clinical Psychopharmacology* veröffentlichte 2017 eine Metaanalyse, die einen klaren Zusammenhang zwischen einem gestörten Mikrobiom und psychischen Erkrankungen nachwies. Menschen mit Depressionen oder Angststörungen zeigen auffällig oft eine verarmte Darmflora mit einem Mangel an schützenden Bakterien und einer Überbesiedlung mit entzündungsfördernden Keimen. Ein Mikrobiom-Test kann diese bakterielle Landschaft sichtbar machen. Was bei gesunden Menschen wie ein vielfältiger Dschungel aussehen sollte, gleicht bei vielen chronisch Kranken eher einer bakteriellen Wüste – ein unfruchtbares Terrain, auf dem eine gesunde emotionale Balance kaum gedeihen kann. Nicht nur die Bakterien spielen eine Rolle bei dieser Darm-Hirn-Verbindung. Das enterische Nervensystem selbst reagiert hochsensibel auf Stress. Über die sogenannte HPA-Achse (Hypothalamus-Hypophysen-Nebennierenrinden-Achse) wirkt jede Form von Stress, sowohl emotional als auch körperlich, unmittelbar auf den Darm. Cortisol, das Hauptstresshormon, vermindert die Durchblutung der Darmschleimhaut, beeinträchtigt die Barrierefunktion, fördert Entzündungen und hemmt das Wachstum nützlicher Bakterien. Das bedeutet, selbst wer sich »nur« im Alltag überfordert – ohne schlechte Ernährungsgewohnheiten, ohne Medikamenteneinnahme –, wird früher oder später Probleme im Verdauungstrakt bemerken. Der Darm fungiert als Frühwarnsystem für ein überfordertes Gesamtsystem. Die Symptome können vielfältig sein: Hautausschläge, Blähbauch, Herzklopfen und nächtliche Schweißausbrüche ohne erkennbaren äußeren Auslöser. In solchen Fällen sendet der Darm Notfallsignale ans Gehirn, das mit Alarmbereitschaft reagiert. Es entsteht ein ständiges Pingpong zwischen den Systemen, bei dem es irgendwann keinen eindeutigen Ausgangspunkt mehr gibt, nur ineinandergreifende Symptome. Diese gegenseitige Beeinflussung hat jedoch auch eine positive Seite. Der Kreislauf funktioniert in beide Richtungen. Eine gezielte Unterstützung des Darms mit angepasster Ernährung, dem Aufbau einer gesunden Bakteriengemeinschaft und sanften Reizen wie Atemübungen oder Vagus aktivierenden Kälteanwendungen kann das gesamte Nervensystem beruhigen. Umgekehrt hilft die Regulation des Nervensystems auch dem Darm, sein Gleichgewicht wiederzufinden. Der Schlüssel zu diesem Wechselspiel ist der bereits erwähnte Vagusnerv, das Hauptkommunikationskabel des parasympathischen Nervensystems. Dieses System ist für Entspannung, Heilung, Verdauung und Regeneration zuständig. Der Vagusnerv verbindet nicht nur den Darm mit dem Gehirn, sondern auch nahezu alle anderen lebenswichtigen Organe. Bei aktivem Vagusnerv atmen Menschen tief und entspannt, der Herzschlag beruhigt sich, die Verdauung arbeitet optimal, Zellen reparieren sich, Gewebe regeneriert. Ist dieser Nerv jedoch unterdrückt oder chronisch unteraktiviert, wie es bei Dauerstress häufig der Fall ist, verbleibt der Körper im Sympathikus-Zustand – dem Modus von Flucht oder Kampf. In diesem Alarmzustand ist echte Heilung nahezu unmöglich.

Der Vagusnerv ist das zentrale Kommunikationsmedium zwischen Verdauungstrakt und Gehirn. Diese Verbindung funktioniert nicht nur metaphorisch, sondern durch messbare biochemische Signale, elektrische Impulse und hormonelle Reaktionen. Ein gesunder Vagustonus sorgt für optimale Versorgung des Verdauungssystems. Ist er blockiert, entsteht ein Teufelskreis aus Verdauungsstörungen, Nahrungsmittelunverträglichkeiten und überschießenden Immunreaktionen.

Es gibt erstaunlich einfache, aber hochwirksame Methoden, den Vagusnerv zu aktivieren:

- **Tiefes, langsames Bauchatmen**
  (sechs Atemzüge pro Minute)
- **Kalte Duschen oder kalte Kompressen im Gesicht und Nacken**
- **Summen, Singen oder Gurgeln**
  (stimuliert den Nerv direkt)
- **Meditative Praktiken zur Förderung der Achtsamkeit**
- **Leichte Bewegung in der Natur**

Eine Studie im *Journal of Psychiatry Research* dokumentierte 2018, dass schon acht Wochen regelmäßige Atemübungen die Vagusaktivität um durchschnittlich 17 Prozent steigern konnten – mit messbaren Verbesserungen der Verdauungsfunktion und der emotionalen Stabilität. Diese Techniken wirken nicht nur beruhigend auf die Psyche, sondern haben direkten Einfluss auf den Darm. Die Peristaltik normalisiert sich, die Schleimhaut beginnt sich zu regenerieren, die Produktion von Verdauungsenzymen steigt. Das gesamte System kehrt in den Modus der Heilung zurück – ein Zustand, den viele Menschen nach Jahren im permanenten »Funktionsmodus« kaum noch kennen. Doch warum fällt es so vielen schwer, aus dem chronischen Stresszustand auszusteigen? Die Antwort liegt im Hormonsystem. Die HPA-Achse steht in direkter Wechselwirkung mit dem Darm. Bei anhaltendem Stress sendet der Hypothalamus kontinuierlich Alarmsignale, woraufhin die Nebennieren Cortisol ausschütten. Dieses Stresshormon verändert die Durchlässigkeit der Darmschleimhaut, verschiebt das bakterielle Gleichgewicht und beeinflusst die Reaktionsbereitschaft der Immunzellen.

Die Feinfühligkeit dieses Systems zeigt sich im Alltag. Ein kurzer Stressgedanke oder eine minimale innere Anspannung können ausreichen, damit sich der Magen verkrampft, der Bauch verhärtet oder die Verdauung stockt. Dies bewusst wahrzunehmen, ist der erste Schritt, um die Verbindung zwischen emotionalem und körperlichem Wohlbefinden wiederherzustellen.

Einfache Fragen können den Dialog mit dem eigenen Körper fördern:

- Was braucht mein Körper jetzt wirklich?
- Ist das Hunger oder reagiere ich auf eine emotionale Situation?
- Verdaue ich gerade meine Mahlzeit oder unverarbeitete Erlebnisse?

Je mehr dieser innere Dialog gepflegt wird, desto stabiler wird das gesamte System. Prof. Stephen Porges, Begründer der Polyvagal-Theorie, beschreibt diesen Zustand als »neurophysiologische Sicherheit« – ein

Zustand, in dem Körper und Geist nicht mehr im Überlebensmodus operieren, sondern Raum für Heilung, Verbindung und Entwicklung schaffen. Die aktuelle Forschung zeigt eindeutig, dass die regelmäßige Aktivierung des Vagusnervs durch bewusstes Atmen, gezielte Kältereize, rhythmische Bewegungen und achtsame Ruhe die körperlichen und emotionalen Parameter messbar verändert. Entzündungswerte sinken nachweislich, die Herzfrequenzvariabilität steigt (ein wichtiger Marker für Stressresilienz) und die Verdauungsfunktion normalisiert sich. Die Teilnehmer:innen zahlreicher Studien berichten von besserem Schlaf, größerer emotionaler Ausgeglichenheit und deutlich reduzierter Angst.

Was zunächst nach alternativer Praxis klingen mag, ist inzwischen wissenschaftlich fundierte Neuromodulation – die bewusste Regulierung eines komplexen Systems, das seinen Ausgangspunkt im Bauch hat und untrennbar mit unserem emotionalen Wohlbefinden verbunden ist. Wer seinen Darm heilt, stabilisiert sein Nervensystem, und wer sein Nervensystem beruhigt, schafft die Grundlage für einen gesunden Darm. Diese bidirektionale Beziehung eröffnet völlig neue Wege, chronische Gesundheitsprobleme anzugehen – jenseits der künstlichen Trennung von »physisch« und »psychisch«.

2. GANZHEITLICHE ZUSAMMENHÄNGE: TRAUMA, HAUT, LEBER, HORMONE UND DARM

Was mir in all den Jahren, in denen ich mich mit meinem Körper, dem Darm, Emotionen und innerer Regulation beschäftigt habe, immer klarer wurde: Traumata sitzen nicht im Kopf. Sie sitzen im Körper und sehr oft im Bauch. Wenn Menschen an Traumata denken, denken sie oft an große, dramatische Ereignisse, beispielsweise an Unfälle, Missbrauch und Gewalt. Und ja, das sind definitiv Traumata. Viel häufiger sind allerdings die stillen Traumata, die übersehenen, chronischen kleinen Wunden, die nie richtig heilen durften. Ein ständiges Gefühl von Überforderung, das frühe Nicht-gesehen-Werden, eine dauerhafte Anpassung, das Gefühl, keinen Raum einnehmen zu dürfen. All das prägt unser Nervensystem und damit auch unseren Bauch.

Der Darm ist nicht nur Verdauungstrakt, sondern ein Speicher und emotionaler Resonanzraum. Wenn du etwas nicht verdauen kannst, sei es ein Erlebnis, ein Konflikt oder eine Lebensphase, dann spiegelt sich das oft genau dort wider. Nicht umsonst sagen wir: »Das liegt mir schwer im Magen« oder »Ich kann das nicht schlucken«. Das ist keine Metapher, das ist die somatische Realität. Die Verbindung zwischen emotionalen Belastungen und körperlichen Reaktionen ist inzwischen gut erforscht. Bei chronischem Stress oder unverarbeiteten Traumata verändert sich die Durchblutung im Bauchraum, die Darmmotilität wird beeinträchtigt und die Schleimhautbarriere kann ihre Schutzfunktion verlieren. Forschungen zeigen, dass Menschen mit posttraumatischen Belastungsstörungen (PTBS) ein deutlich verändertes Darmmikrobiom aufweisen, mit weniger schützenden Bakterienarten und einer erhöhten Anzahl potenziell schädlicher Keime.

Ich erinnere mich an eine Zeit in meinem Leben, in der ich äußerlich alles »im Griff« hatte, aber innerlich immer ein Gefühl von Spannung spürte. Von außen wirkte ich stark und voller Durchhaltevermögen, aber mein Bauch war verhärtet. Ich hatte kaum Hungergefühl, mein Appetit war unregelmäßig und meine Verdauung rebellierte bei jedem Hauch von emotionaler Nähe.

Heute weiß ich, mein Nervensystem war im Überlebensmodus und mein Bauch in Schutzstarre. Das, was wir in der Polyvagal-Theorie als »dorsale Vagusreaktion« kennen, also den Zustand der Erstarrung, des inneren Abschaltens, zeigt sich nicht nur in der Psyche, sondern konkret im Verdauungssystem. Der Darm wird unterversorgt, die Motilität fährt runter, die Enzymproduktion wird gehemmt, die Flora verändert sich unf der Schleimhautaufbau stockt. Es ist, als würde der Körper sich auf ein inneres »Einfrieren« vorbereiten, um zu überleben.

Viele Menschen bleiben in dieser Starre oft ein Leben lang stecken. Was mir damals geholfen hat, war nicht das bloße Arbeiten an der Ernährung. Es war der Moment, in dem ich begann, mit meinem Nervensystem zu arbeiten – liebevoll, langsam, körperlich. Ich habe gelernt, mein System zu regulieren, nicht über den Verstand, sondern über meinen Körper. Über Atmung, Berührung und Präsenz. Ich begann zu spüren, wie mein Bauch auf Sicherheit reagiert – auf langsame Ausatmung, auf rhythmisches Wiegen und auf das Annehmen von Gefühlen, die ich jahrelang ignoriert hatte. Ich verstand, dass mein Körper nichts falsch gemacht hatte. Er hatte lediglich überlebt und mein Darm hatte mitgeholfen. Er hatte meine Erfahrungen in seinen Zellen, in seinen Bewegungen und in seiner Anspannung gespeichert. Doch er konnte sie auch wieder loslassen, wenn ich ihm half

Heute begegne ich in meiner Praxis vielen Menschen mit Reizdarm, mit chronischen Entzündungen, mit Histaminproblemen oder ständiger Erschöpfung, und spüre in ihnen genau das, was ich von mir selbst kenne: eine tiefe, oft unbewusste Anspannung und ein Dauerzustand von »Ich muss funktionieren«, der längst körperlich geworden ist. Ich wünsche mir, dass wir aufhören, diese Symptome isoliert zu behandeln – als reine »Verdauungsstörung« oder »psychosomatische Komponente« –, und anfangen, das Ganze zu sehen. Denn der Körper ist nie gegen uns. Er ist nur manchmal lange im Schutzmodus.

Der Weg zurück zur Regulation führt nicht über Kontrolle, sondern über Verbindung – Verbindung mit uns selbst, mit unserer Atmung, mit unserer Geschichte und mit dem Teil von uns, den wir oft übergangen haben: dem Bauch, der alles gespürt hat, was wir versucht haben, um zu überleben. Unser Darm arbeitet nicht im luftleeren Raum. Er ist kein einzelnes Organ, das nur Nahrung zerkleinert, ein bisschen rumschiebt und dann Feierabend hat. Er steht rund um die Uhr in ständiger Kommunikation mit dem gesamten Körper – hochsensibel und deutlich intelligenter, als wir es wahrhaben wollen.

Besonders eng ist seine Verbindung mit der Haut, der Leber, dem hormonellen System und natürlich dem zentralen Nervensystem. Deine Haut ist beispielsweise nicht einfach »schlecht«, wenn sie rebelliert. Sie ist ein Spiegel deines inneren Milieus und das zeigt sich vor allem dann, wenn die Darmschleimhaut gereizt, entzündet oder durchlässig geworden ist. Ob Neurodermitis, Akne, Rosazea oder Ekzeme. In meiner Praxis sind Hauterkrankungen fast immer Ausdruck einer tieferliegenden Darmproblematik, auch wenn Hautärzt:innen das oft anders sehen. Die sogenannte Darm-Haut-Achse ist inzwischen gut erforscht. Über gemeinsame Entzündungsbotenstoffe, Immunzellen und sogar direkten Bakterienaustausch stehen diese beiden Organe in ständigem Dialog. Eine Studie im *Journal of Clinical Gastroenterology* zeigte, dass etwa 70 Prozent der Rosazea-Patient:innen gleichzeitig unter einer gestörten Darmflora leiden. Bei Patient:innen mit Psoriasis fand man häufig eine erhöhte Durchlässigkeit der Darmschleimhaut und vermehrte Darmbakterien im Blutkreislauf.

Die Leber ist wiederum auf einen gesunden Darm angewiesen, um ordentlich arbeiten zu können. Wenn der Darm »leckt«, also Stoffe durchkommen, die dort nicht hingehören, dann landet der ganze Müll in der Leber. Die Folgen sind eine überlastete Entgiftung, ein gestresster Stoffwechsel und hormonelle Dysbalancen, die sich anfühlen, als würdest du im falschen Film leben. Prämenstruelles Syndrom (PMS), Zykluschaos, Erschöpfung, Hitzewallungen, Schlafprobleme, Gewichtszunahme, Reizbarkeit und ein inneres **»Ich weiß auch nicht mehr, was los ist«.**

Die Leber-Darm-Verbindung wird besonders deutlich bei der Entgiftung von Östrogen. Dieses wichtige weibliche Hormon muss nach seinem Einsatz im Körper über die Leber abgebaut und über den Darm ausgeschieden werden. Ist die Darmflora gestört, kann es zu einem sogenannten Östrogenrückstau kommen, was Beschwerden wie Brustspannen, Wassereinlagerungen, Stimmungsschwankungen und sogar hormonabhängige Krebserkrankungen begünstigen kann. Viele Frauen glauben, ihr Zyklus sei einfach »so«. Die Stimmungsschwankungen, die Wassereinlagerungen, das Brustspannen, die Migräne, die Wut, das tiefe Loch vor der Periode – das sei alles normal. Und ehrlich? Es mag weit verbreitet sein, aber es ist nicht normal. Häufig ist es ein leiser Hilferuf des Körpers: »Schau mal bitte in den Darm und frag mal deine Leber, wie es ihr geht.«

Hormone regulieren sich selten einfach von selbst. Sie brauchen ein stabiles Fundament, ein Mikrobiom, das mitarbeitet, eine Leber, die ausleiten kann und einen Darm, der nicht gegen dich arbeitet, sondern für dich. Wenn das Gleichgewicht gestört ist, kann selbst das feinste Hormonorchester nicht mehr sauber spielen und dann ist auf einmal alles aus dem Takt: der Zyklus, die Libido, die Verdauung, der Schlaf und der Blick in den Spiegel.

Als wäre das nicht schon genug, hängt auch deine Schilddrüse eng mit dem Darm zusammen. Viele Frauen mit der Autoimmunkrankheit Hashimoto-Thyreoiditis oder anderen Schilddrüsenthemen haben zudem eine gestörte Darmflora, eine durchlässige Schleimhaut und/oder stille Entzündungen. Die T3-Umwandlung, also die Aktivierung des Schilddrüsenhormons, findet zum großen Teil im Darm und in der Leber statt. Das heißt übersetzt, wenn dein Darm und deine Leber schlapp machen, macht auch deine Energie schlapp. Ein faszinierendes Beispiel dieser Verbindung zeigt sich bei Autoimmunerkrankungen der Schilddrüse. Das Eiweiß Gluten aus Weizen ähnelt in seiner molekularen Struktur bestimmten Schilddrüsengeweben. Bei einem durchlässigen Darm kann es passieren, dass das Immunsystem Antikörper gegen Gluten bildet, die dann »versehentlich« auch die Schilddrüse angreifen – ein Phänomen, das als molekulare Mimikry bekannt ist und einen wichtigen Ansatzpunkt bei der Behandlung von Hashimoto darstellt.

Auch das Gehirn reagiert auf diese stille Schieflage. Das Mikrobiom ist mitverantwortlich für die Bildung von Neurotransmittern wie Serotonin, Dopamin oder GABA, also die Stoffe, die dich innerlich stabilisieren, fokussieren, entspannen und glücklich machen. Wenn dein Darm aus dem Gleichgewicht gerät, kann es also gut sein, dass dein Kopf das zuerst spürt – in Form von Ängsten, Stimmungstiefs, Konzentrationsproblemen oder dem Gefühl, innerlich irgendwie »nicht ganz da« zu sein. Deshalb ist Darmgesundheit nicht nur ein spannendes Spezialgebiet, sondern die absolute Voraussetzung für ganzheitliche Heilung. Wenn ich heute über den Darm spreche, dann meine ich nicht nur die körperliche Mitte. Ich meine die Mitte von allem. Denn dort, im Innersten, beginnt dein Gleichgewicht. Dort entstehen deine Energie, dein Zyklus, dein klares Denken und deine Lebensfreude. Der Darm ist nicht nur ein Spiegel deiner Ernährung, sondern ein Spiegel deines gesamten Lebens. Für das, was du verdauen kannst und das, was du nicht mehr verdauen willst. Für das, was du runterschluckst und für das, was dich nährt. Für das, was raus will und für das, was du vielleicht endlich loslassen darfst.

3. AUCH DEPRESSIONEN BEGINNEN IM BAUCH

Viele Menschen leiden, ohne zu wissen, wo die innere Ursache wirklich liegt. Sie leiden an stillen Entzündungen, Reizungen an der Darmschleimhaut und Ungleichgewichten in der Darmflora, ohne es zu merken. Es kommen Patient:innen zu mir, die schon Jahre in Behandlung sind. Psychotherapie, Medikamente, Klinikaufenthalte, Diagnosen – und trotzdem hat sich etwas Grundlegendes nie verändert. Dieses dunkle Gefühl im Körper, diese schwere Müdigkeit und dieses Nicht-ins-Leben-Kommen, obwohl sie es wollen, bleibt.

Was dann passiert, ist oft wie ein leiser Aha-Moment. Wenn wir anfangen, über den Darm zu sprechen, über die Schleimhäute, über den Zustand ihrer Bakterien, dann spüren viele zum ersten Mal, dass da noch etwas ist. Vielleicht ist es nicht nur »in meinem Kopf«, und das ist der Moment, in dem die Heilung beginnen kann. Denn was viele nicht wissen – und was mir selbst lange nicht bewusst war –, ist, dass eine depressive Symptomatik nicht immer in der Psyche entsteht. Sie kann in der Biochemie des Körpers beginnen, besonders im Darm. Wenn das Mikrobiom aus dem Gleichgewicht geraten ist, die Darmschleimhaut entzündet und die Barriere durchlässig, dann verändert sich auch die Produktion von Neurotransmittern, und das beeinflusst die Stimmung. Es ist mittlerweile belegt, dass bestimmte Bakterien wie Lactobacillus rhamnosus, Bifidobacterium infantis, aber auch bestimmte Faecalibacterium-Arten aktiv an der Bildung von Serotonin, Dopamin, GABA und Noradrenalin beteiligt sind. Fehlen diese Bakterien, fällt der Körper regelrecht aus dem Gleichgewicht.

Eine bahnbrechende Studie der Universität Cork in Irland zeigte, dass bestimmte Darmbakterien über den Vagusnerv direkt die Aktivität im emotionalen Zentrum unseres Gehirns beeinflussen können. Die Forscher:innen konnten nachweisen, dass bei entsprechenden Bakteriengaben deutlich weniger Angst- und Depressionsverhalten auftrat. Ein Effekt, der verschwand, wenn der Vagusnerv durchtrennt wurde.

Und was hinzukommt: In einem gestörten Darm entstehen entzündliche Stoffe wie Lipopolysaccharide (LPS), die ins Gehirn gelangen und dort die Funktion von Nervenzellen beeinträchtigen können. Das bedeutet, dass ein entzündeter Darm depressiv machen kann.

Ich erinnere mich an eine Mutter von zwei Kindern, Anfang 40, die zu mir kam mit einem Satz, den ich nie vergessen werde: »Ich funktioniere, aber ich spüre nichts mehr.« Sie war erschöpft, innerlich leer und hatte sich selbst irgendwo auf dem Weg verloren. Sie nahm Antidepressiva, machte schon lange eine Therapie und doch war ihr Körper auf Standby geschaltet. Als wir gemeinsam auf ihre Darmgesundheit schauten, war das Ergebnis eindeutig: eine massive Dysbiose, also ein Ungleichgewicht der Darmflora, kaum noch schützende Milchsäurebakterien, eine gereizte Schleimhaut und ein insgesamt entzündliches Milieu. Auch der Zonulinwert war – wenig überraschend – deutlich erhöht, was ein Hinweis auf eine gestörte Barrierefunktion ist und das war längst nicht alles. Schnell zeigte sich, hier war nicht nur »etwas aus dem Gleichgewicht« geraten – hier hatte sich das ganze System in eine Erschöpfung hinein verabschiedet.

Welche Parameter in der Stuhldiagnostik besonders wichtig sind, worauf ich achte und wie man all diese Werte richtig liest und versteht, werden wir uns später in Ruhe anschauen. Aber schon an diesem Punkt war klar, dass ihr Körper kämpfte und dringend Hilfe brauchte. Doch sicher nicht durch mehr Druck, sondern durch Regulation, Aufbau und die richtige Versorgung – von innen heraus. Wir begannen behutsam mit dem Aufbau. Erst einmal die Schleimhäute stärken, die Ernährung entzündungsarm gestalten und natürlich Stressoren und entsprechende Trigger im Alltag reduzieren. Nach einigen Wochen begannen wir dann mit gezielten Probiotika – Bakterienstämmen, die das emotionale Gleichgewicht unterstützen. Parallel dazu begleitete ich sie psychologisch, aber nicht mit Fokus auf »Problemgespräche«, sondern mit dem Blick auf Körperempfinden, Regulation und Atmung. Nach etwa drei Monaten kam sie wieder in meine Praxis, setzte sich und sagte zu mir: »Ich habe gestern gelacht. Richtig gelacht und ich hatte nicht das Gefühl, dass es gespielt war.«

Immer wieder sehe ich, wie Menschen mit depressiven Verstimmungen, ständiger Erschöpfung, chronischer Reizbarkeit oder sogar Panikzuständen aufatmen, sobald wir den Fokus weg vom »Kopfproblem« hin zum Darm lenken. Sie hören auf, sich zu verurteilen und fangen an, zu verstehen. Denn wenn wir uns anschauen, wie unsere Bakterien Einfluss auf unsere Stimmung nehmen, wird klar, dass eine Depression nicht nur ein »Denkfehler« ist, sondern oft eine systemische Erschöpfung und eine biochemische Entgleisung, die über Monate oder Jahre entstanden ist und die genauso ganzheitlich wieder rückgeführt werden kann.

Gern möchte ich ein weiteres Beispiel aus meiner Praxis nennen, das mich beeindruckt hat. Es geht um ein junges, 15-jähriges Mädchen, das in meine Behandlung kam. Ihre Eltern, äußerst verzweifelt und am Ende ihrer Kräfte, wandten sich an mich. Ihrer Tochter wurden schwere Depressionen diagnostiziert und sie stand kurz vor einer stationären Einweisung in eine Psychiatrie für Kinder und Jugendliche, da sie sich seit Monaten selbst verletzte und suizidale Gedanken hatte. Trotz psychiatrischer Behandlung ging es der Tochter nicht besser. Ihr Vater kannte mich und wusste, dass ich in der Vergangenheit bereits viele depressive Patient:innen über den Darm erfolgreich (mit-)behandelt hatte. Seine Frau und er baten mich, den Stuhl und das Blut ihrer Tochter zu untersuchen und sie zu behandeln.

Nach gut einer Woche lagen uns die Ergebnisse vor. Ihre Werte schockierten mich zwar, aber sie waren nicht ganz überraschend. Ihre Blutwerte wiesen auf einen starken Vitaminmangel hin; sie hatte beispielsweise einen Vitamin-D-Wert von 13, was einem grenzwertig niedrigen Wert entspricht. Solche Werte sehe ich allerdings häufig und auch die entsprechenden »Stimmungen« der Menschen. Weitere Vitamin- und Mineralstoffmängel kamen hinzu, insbesondere B-Vitamine, Zink und Omega-3-Fettsäuren.

Ihr Stuhlbefund war katastrophal. Für die Eltern und das Mädchen war es insgesamt eine große Erleichterung, dass nun schwarz auf weiß ein Befund vorlag und es nicht »nur« an der Psyche des Mädchens lag. Die Tochter hatte eine starke Dysbiose; wir hatten nicht nur eine Standard-Stuhlflora-Untersuchung durchgeführt, sondern eine umfassende Mikrobiomanalyse. Es war sichtbar, dass sie unter einem starken Ungleichgewicht in ihrer Darmflora litt; auch der pH-Wert war viel zu alkalisch. Ihre Verdauungsrückstände zeigten auffällige Neutralfette, was bedeutet, dass die Fette, die sie über die Nahrung zu sich genommen hatte, nicht gespalten werden konnten. Ihre Bauchspeicheldrüse war in Ordnung, was meine Vermutung einer überlasteten Leber verstärkte. An dieser Stelle stellt sich die Frage, warum ein 15-jähriges Mädchen unter einer scheinbar überlasteten Leber leidet, in dem Wissen, dass sie keinen Alkohol trinkt. Doch das ist leider kein Einzelfall, da wir Schadstoffen, Umweltbelastungen, Strahlungen und vielen anderen giftigen Substanzen ausgesetzt sind, sodass sogar eine 15 Jahre alte Leber leiden und Unterstützung benötigen kann. Ich diagnostizierte dem Mädchen ein ausgeprägtes *Leaky Gut Syndrom*, da sowohl der Zonulin- als auch der Alpha-1-Antitrypsin-Wert stark erhöht waren. Es wurde deutlich, dass sie bereits unter akuten entzündlichen Prozessen litt, denn auch ihr Calprotectin-Wert, ein wichtiger Entzündungsmarker in der Stuhldiagnostik, war deutlich erhöht.

Ich stellte gemeinsam mit den Eltern und der Tochter einen Therapieplan auf, der vor allem aus hochwertigen Nahrungsergänzungs- und Arzneimitteln bestand, um nicht nur den Darm zu behandeln und aufzubauen, sondern auch sämtliche Mikronährstoffmängel auszugleichen. Bereits nach zwei Wochen meldeten sich die Eltern, weil sie eine gravierende Verbesserung des Zustands ihrer Tochter feststellen konnten – nach nur zwei Wochen. Sie wirkte ausgeglichener und deutlich stabiler. Nach vier weiteren Wochen erzählten sie mir, dass es zu Hause eine Situation gegeben hätte, die früher ein eindeutiger Trigger für eine massive Selbstverletzung gewesen wäre. Diesmal, und es war das erste Mal, seit die Eltern die Verletzungen bei ihr vor über einem Jahr entdeckten, hatte ihre Tochter es geschafft, sich nicht zu verletzen. Das war ein Meilenstein für die Familie. Eine stationäre Aufnahme in der Psychiatrie konnte bis heute abgewendet werden. Ich will nicht behaupten, dass jede Depression allein über den Darm heilbar ist, zumal wir hier ganzheitlich über den Darm, die Leber, die gezielte Supplementierung von Mikronährstoffen und auch traumatherapeutisch gearbeitet haben. Aber ich behaupte, dass wir Depressionen nicht wirklich heilen können, wenn wir den Darm ignorieren. Denn wer sich selbst nicht mehr fühlt, hat oft ein Nervensystem, das den Kontakt zur Mitte verloren hat, und genau da liegt unser Darm. Organisch, energetisch und vor allem auch emotional.

Je mehr ich darüber lese, forsche, beobachte und behandle, desto klarer wird für mich, dass unsere Seele nicht nur im Kopf wohnt, sondern im ganzen Körper ist, wobei der Darm einer ihrer liebsten Rückzugsorte ist. Wenn wir ihm wieder Raum geben, kann sich auch die Seele wieder ausbreiten.

4. DIE INNERE WILDNIS: WIE DARMBAKTERIEN DEIN LEBEN PRÄGEN

Wenn du denkst, du bist allein in deinem Körper, dann kennst du dein Mikrobiom noch nicht. Ich erinnere mich noch genau an den Moment, als ich zum ersten Mal das Wort Mikrobiom hörte. Ich war, wie du dir jetzt sicher schon denken kannst, mitten auf meiner eigenen Heilungsreise, saß mit meinem Lehrbuch auf dem Sofa, trank lauwarmen Fencheltee und stolperte über diesen Begriff, der alles veränderte. Da stand sinngemäß: »In deinem Darm leben mehr Bakterien als du Körperzellen besitzt.« Ich las den Satz drei Mal. Dann dachte ich: »Wie bitte? Ich bin besiedelt?!« Und ja, das sind wir alle. Wir tragen in unserem Verdauungstrakt eine Welt in uns, die größer, lebendiger und einflussreicher ist, als wir es uns vorstellen können. Diese Welt nennen wir Mikrobiom. Sie ist nicht nur ein Haufen Darmbakterien, sondern unser inneres Ökosystem, unsere emotionale Wetterlage, unser Immuntrainer, unser Stoffwechselmotor, unsere Hautpflege von innen und manchmal leider auch eine geheime Entzündungsquelle.

Ich war gleichzeitig fasziniert und irgendwie schockiert. Da wohnte also eine ganze Armee an Mikroorganismen in mir, still und unsichtbar, aber hochaktiv. Ich hatte sie all die Jahre komplett ignoriert, und noch schlimmer; ich hatte sie durch meine Ernährung, Lebensweise, Kortison und Stress systematisch vertrieben beziehungsweise aus dem Gleichgewicht gebracht. Kein Wundcr also, dass mein Körper rebellierte und meine Neurodermitis so schlimm war. Kein Wunder, dass ich das Gefühl hatte, ich selbst sei nicht mehr im Gleichgewicht, denn mein inneres Team funktionierte längst nicht mehr.

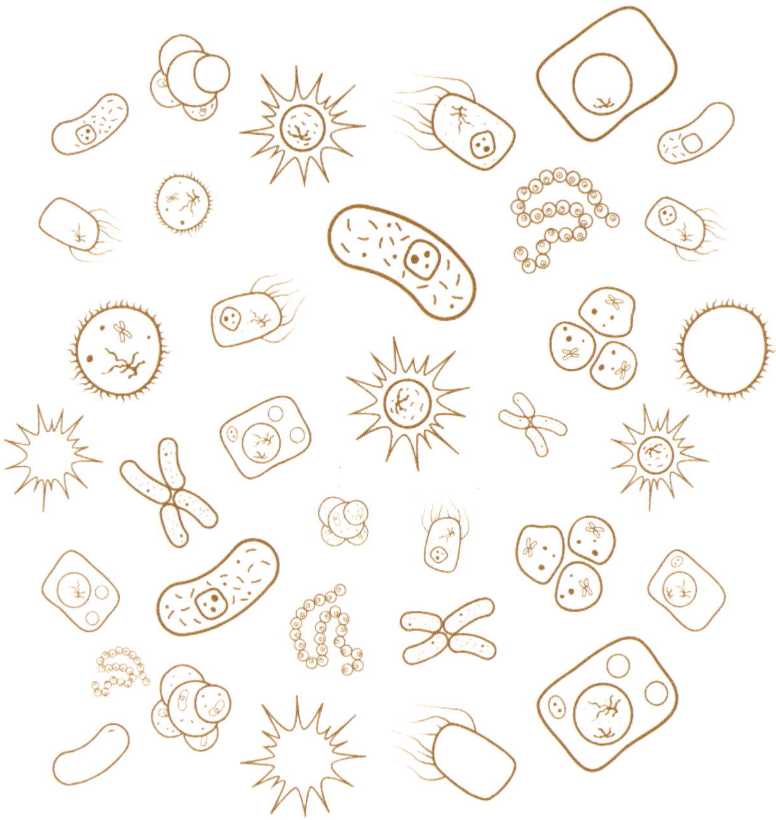

Heute weiß ich, dass das Mikrobiom der Dirigent unseres inneren Orchesters ist und wenn wir uns ihm zuwenden, können wir nicht nur unsere Verdauung verbessern, sondern unser ganzes Leben verändern. Als ich 2020 anfing, mich intensiver mit dem Mikrobiom zu beschäftigen, wurde mir bewusst, dass meine Geschichte nicht mit mir selbst begann, sondern viel früher. Die Welt in meinem Darm, dieses fein abgestimmte Miteinander aus Bakterien, Pilzen, Viren und anderen Mikroorganismen, hatte sich nicht zufällig entwickelt. Sie war vom ersten Moment an geprägt worden, vielleicht sogar schon davor. Denn wie gesund oder krank unser Mikrobiom ist, entscheidet sich nicht erst mit dem ersten Löffel Apfelbrei. Unser inneres Ökosystem beginnt mit der Geburt. Babys, die vaginal geboren werden, bekommen mit dem ersten Atemzug eine ganze Bakterienladung von der Mutter – ein Geschenk der Natur, das den Grundstein für eine vielfältige und stabile Darmflora legt.

Kaiserschnittkinder starten hingegen oft mit anderen Keimen – Krankenhauskeimen, Hautflora statt Vaginalflora, was langfristig das Risiko für Allergien, Hautprobleme und Unverträglichkeiten erhöhen kann. Stillen oder nicht stillen, Antibiotika in der Kindheit, die ersten Nahrungsmittel, Umweltkontakt, Haustiere, zu viel Hygiene, zu wenig Dreck – all diese Faktoren entscheiden mit darüber, ob sich im Darm ein vielfältiges, stabiles Ökosystem entwickeln kann oder eher eine fragile Monokultur, die bei jedem Windhauch kippt. Leider bereitet mir die Realität immer wieder Bauchweh. In meiner Praxis treffe ich oft auf Kinder, teils nicht älter als zwei Jahre, die mit Neurodermitis, durchlässiger Darmschleimhaut, ständigen Infekten, Unverträglichkeiten und Hautausschlägen zu kämpfen haben. Fast jedes Mal erzählen mir die Eltern dieselbe Geschichte: ein geplanter Kaiserschnitt, keine oder nur sehr kurze Stillzeit, Antibiotikagabe im Wochenbett oder spätestens im ersten Lebensjahr. Manche dieser Kinder haben mit zwei Jahren schon fünf oder sechs Antibiotikatherapien hinter sich. Ihr Mikrobiom hatte kaum eine Chance, sich zu entwickeln. Es gibt kein fein abgestimmtes Miteinander an Bakterienarten, keine Vielfalt, Balance oder bakterielle Reife. Stattdessen ein brüchiger Anfang und ein Körper, der sich vom ersten Tag an überfordert fühlt. Das ist leider ein krankes gesellschaftliches Muster. Immer mehr Kinder kommen heute durch geplante Kaiserschnitte auf die Welt, oft aus Angst vor Schmerzen, manchmal aus Terminoptimierung, selten wirklich medizinisch notwendig. Das Kind verpasst dabei den ersten großen Immunimpuls: den Kontakt mit den mütterlichen Vaginal- und Darmbakterien. Es ist, als würde man eine frische Wiese ohne Samen in die Welt schicken und hoffen, dass dort von allein ein gesunder Wald heranwächst.

Wenn dann auch noch das Stillen ausbleibt, sei es aus Stress, Unsicherheit, Druck oder fehlender Unterstützung, fehlt dem Säugling eine zweite, unglaublich wichtige Bakterienquelle: die Oligosaccharide in der Muttermilch, die dafür da sind, das Mikrobiom aufzubauen und schützende Keime wie Bifidobacterium infantis zu nähren. Stattdessen kommt industriell hergestellte Säuglingsnahrung zum Einsatz, oft kombiniert mit dem ersten Antibiotikum gegen Ohrenschmerzen oder Bronchitis, und so nimmt das Schicksal seinen Lauf. Ich sage das nicht, um zu verurteilen, sondern weil wir anfangen müssen, ehrlich zu sein. Wir züchten eine Generation heran, deren Mikrobiome von Beginn an gestört, geschwächt und überfordert sind, und das hat nun mal verheerende gesundheitliche Folgen. Nicht nur für die Haut und nicht nur für den Darm, sondern für das gesamte System, für Immunsystem, Nervensystem, Hormonbalance und emotionale Stabilität.

Wenn diese Welt kippt und das tut sie schneller, als wir denken, entstehen die sogenannten Dysbiosen. Das bedeutet, dass die Balance im Darm gestört ist. Es gibt zu wenig von den »guten« Bakterien und zu viele von denen, die Entzündungen fördern, Gase produzieren oder Histamin bilden. Manche Keime fangen an zu dominieren, andere verschwinden fast vollständig und das ist der Anfang einer problematischen Entwicklung. In meiner Praxis sehe ich immer wieder Menschen mit Hautproblemen, Allergien, ständigen Blasenentzündungen, PMS, Reizdarm, Depressionen oder chronischer Erschöpfung, und bei fast allen zeigt sich in der Mikrobiomdiagnostik das gleiche Bild; eine verarmte Flora, eine verzogene Besiedlung, eine durchlässige Darmschutzbarriere und oft auch eine stille Immunaktivierung. Und nein, das hat nichts mit einer »schlechten Verdauung« zu tun, das hat mit Systemgesundheit zu tun. Manche dieser Keime, wie Klebsiella, Morganella, Clostridien oder Candida albicans, können bei Überwucherung richtig Stress im System machen. Sie produzieren Toxine, blähen auf, machen müde, triggern dein Immunsystem und stören deinen Schlaf. Sie setzen Stoffwechselprodukte frei, die depressiv machen können und du denkst dir: »Ich bin halt sensibel.« Dabei ist dein Mikrobiom nur in Aufruhr. Ich erinnere mich an eine Patientin, die zu mir kam, weil sie »ständig müde« war. Sie hatte alles abgeklärt, über Schilddrüse, Eisenwert und Hormone. Nichts. Der Arzt erklärte ihr, dass sie gesund sei, doch sie fühlte sich alles andere als gesund. Als ich ihren Stuhl untersuchte, zeigte sich eine drastisch verringerte Diversität, also kaum schützende Milchsäurebakterien, eine gesteigerte Anzahl von krankmachenden Fäulnisbakterien und eine massive Histaminbelastung durch Bakterien, die eigentlich nicht so dominant sein sollte. Ich sagte ihr: **»Du und dein Körper seid müde, weil ihr permanent gegen etwas ankämpfen müsst.«**

Was mir in diesen Momenten immer wieder bewusst wird, ist, dass viele Menschen glauben, ihr Körper sei »kaputt«, dabei ist er überlastet mit Arbeit, die eigentlich die Darmflora übernehmen sollte. Wenn dein Mikrobiom stabil ist, musst du dich nicht ständig um alles kümmern. Dann laufen die Prozesse. Dann regenerierst du nachts, verdaust automatisch und kannst dich auf den Tag konzentrieren. Wenn dein Mikrobiom jedoch bröckelt, übernimmt dein Immunsystem die Arbeit und das ist, als würdest du die Feuerwehr zum Unkrautjäten schicken. Es ist teuer, ineffizient und irgendwann brennt's wirklich. Das Allerwichtigste, was ich über die Jahre gelernt habe, ist, dass es nicht darum geht, »schlechte« Bakterien zu eliminieren. Es geht darum, Vielfalt zu fördern, denn ein diverses Mikrobiom ist wie ein lebendiger Wald – stabil, widerstandsfähig und in der Lage, sich selbst zu regulieren. Ein ausgedünntes Mikrobiom ist hingegen wie ein Plantagenfeld mit Monokultur – anfällig für jede Form von Störung. Vielfalt schützt, nährt und heilt. Was mich an all dem besonders beschäftigt, ist, dass die frühkindliche Prägung des Mikrobioms nicht mit dem Abheilen der letzten Windeldermatitis erledigt ist. Nein. Das, was in den ersten Lebensmonaten und Jahren im Darm passiert oder eben nicht passiert, hat bis ins Erwachsenenalter Auswirkungen. Ich sehe es jeden Tag in meiner Praxis und der meiner ausgebildeten holistischen Darmtherapeutinnen. Erwachsene, die mit Anfang bis Ende 30 mit chronischen Hauterkrankungen, ständigen Infekten, Allergien, Nahrungsmittelunverträglichkeiten, unerklärlicher Müdigkeit, depressiven Phasen oder hormonellen Störungen zu mir kommen.

Wenn wir gemeinsam ihre Kindheit anschauen, liegen die Hinweise oft klar auf der Hand. Ein geplanter Kaiserschnitt, nicht gestillt, frühe Antibiotikagabe, hochverarbeitete Ernährung im Kleinkindalter. Das

Mikrobiom ist ein unfassbar sensibles System und gleichzeitig unglaublich robust, wenn es von Anfang an Vielfalt lernen darf. Doch wenn diese Vielfalt nie entstehen durfte, wenn der Darm nie wirklich Zeit bekam, sich zu regulieren, dann fehlt dem Körper eine grundlegende Ressource. Was passiert, wenn diese Basis fehlt, ist fast wie ein Dominoeffekt. Die Barrierefunktion ist gestört, das Immunsystem überfordert, Entzündungen werden chronisch, die Neurotransmitterproduktion gerät aus dem Takt und das alles passiert nicht erst mit 70, sondern manchmal schon mit 20 Jahren. An dieser Stelle stellen mir die meisten meiner Klient:innen folgende Frage: »Kann man da überhaupt noch etwas machen?« Meine Antwort lautet hier: »Ja, aber nicht mit einem Schnellprogramm, sondern mit einem echten Neubeginn.« Denn das Positive ist, auch ein beschädigtes, verarmtes oder gestörtes Mikrobiom ist kein statischer Zustand, es ist veränderbar und formbar. Es will sich regulieren, wenn wir für die richtigen Bedingungen sorgen.

Ich sage dann oft: »Stell dir deinen Darm wie einen Garten vor. Vielleicht war da lange Zeit nichts als Unkraut oder trockenes Erdreich. Vielleicht ist da auch noch ein alter Trampelpfad aus deiner Kindheit, den du nie hinterfragt hast. Aber wenn wir anfangen, neuen Boden zu schaffen, sanft zu wässern und das richtige Licht und die richtigen Samen zu verwenden, dann wächst wieder Leben.« Damit möchte ich kein romantisches Bild zeichnen, sondern es ist wissenschaftlich belegbar, dass bestimmte Nahrungsmittel, Ballaststoffe, Pflanzenstoffe, Mikronährstoffe und vor allem Bakterienvielfalt den Darm so stark beeinflussen können, dass sich innerhalb von wenigen Wochen erste Veränderungen im Mikrobiom zeigen. Innerhalb von Monaten kann sich sogar die epigenetische Aktivität von Immunzellen verändern.

Das ist echte Selbstheilung und sie beginnt mit einem wichtigen Schritt: hinschauen statt hinnehmen.

Worauf ich dabei bewusst achte – und das ist mir wirklich wichtig –, ist, keine Schuld zuzuweisen. Viele meiner Klient:innen, vor allem Mütter, bekommen schnell ein schlechtes Gewissen und fragen sich: »Hätte ich stillen sollen?«, »Hätte ich den Kaiserschnitt verhindern müssen?« oder »Hätte ich meinem Kind damals Antibiotikum verweigern sollen?« Daraufhin sage ich: »Nein. Hättest du nicht. Du hast in dem Moment die besten Entscheidungen getroffen, die du treffen konntest und jetzt treffen wir gemeinsam eine neue.« Denn Schuld bringt keine Bakterien zurück, aber Verantwortung und Wissen tun es. Selbst ich habe unsere beiden Kinder schwer krank zur Welt gebracht und damals nicht die geringste Ahnung gehabt, wie wichtig meine eigene Darmgesundheit ist. Auch wenn ich beide natürlich gebären und stillen durfte und konnte, habe ich ihnen sicher nicht den besten Grundstein mitgegeben.

Deshalb ist dieses Kapitel so wichtig, nicht um zu verurteilen oder zu bewerten, sondern um (dich) zu verstehen. Wenn du begreifst, wie deine heutige Gesundheit mit deiner frühen mikrobiellen Prägung zusammenhängt, wird der Zusammenhang auf einen Schlag nachvollziehbar. Wenn du erkennst, dass dein Körper nicht gegen dich arbeitet, sondern auf das reagiert, was er gelernt hat, dann entsteht das, was ich in der Arbeit mit Menschen so liebe, dieser leise Moment der Erleichterung. Der Moment, in dem jemand sagt: »Jetzt verstehe ich mich zum ersten Mal.« Das ist oft der erste heilende Impuls. Noch bevor das erste Probiotikum den Darm erreicht, ist etwas anderes angekommen, nämlich das tiefe Verständnis dir und deinem Körper gegenüber.

5. DAS ÖSTROBOLOM: HORMONELLE BALANCE UND DARMFLORA

Wie wir bereits besprochen haben, spielt der Darm eine entscheidende Rolle für unsere hormonelle Balance, besonders bei Frauen. Viele denken bei Hormonen, zurecht, an die Eierstöcke oder auch die Antibabypille, aber kaum jemand vermutet hinter PMS, Zyklusbeschwerden oder sogar Stimmungsschwankungen eine Ansammlung wichtiger bestimmter Darmbakterien – das Östrobolom. Klingt ein bisschen wie ein französischer Käse, ist in Wirklichkeit aber ein ganz besonderer Teil deiner Darmflora, nämlich die Gruppe an Bakterien, die für den Ab- und Umbau von Östrogen verantwortlich sind oder einfacher gesagt: Das Östrobolom entscheidet mit darüber, wie viel Östrogen in deinem Körper aktiv ist und zwar nicht nur das, was du produzierst, sondern auch das, was du schon längst loswerden wolltest. Wenn das Östrobolom gut funktioniert, wird überschüssiges Östrogen, das von der Leber bereits abgebaut wurde, sauber über den Darm ausgeschieden. Wenn es aber aus dem Gleichgewicht geraten ist, etwa durch eine gestörte Flora, Antibiotika, zu wenig Ballaststoffe, Stress oder Entzündungen, dann wird das gebundene, eigentlich harmlose Östrogen von bestimmten Darmbakterien wieder »reaktiviert«, also freigesetzt und zurück in den Kreislauf geschleust. Das ist ungefähr so, als würde der Müllmann auf halber Strecke umkehren und den Abfall wieder zurück in dein Wohnzimmer kippen.

Was folgt, ist ein hormonelles Chaos, ein sogenannter *funktioneller Östrogenüberschuss*, der sich nicht unbedingt in deinen Blutwerten zeigt, aber sehr wohl in deinem Alltag über PMS, Brustspannen, Wassereinlagerungen, Wutanfälle, Kopfschmerzen, Hitzewallungen, Gewichtsschwankungen oder das Gefühl, in der zweiten Zyklushälfte nicht mehr du selbst zu sein. Dieses komplizierte Zusammenspiel zwischen Darmbakterien und Hormonen wurde lange unterschätzt. Neuere Forschungen zeigen jedoch, dass das Östrobolom ein zentraler Baustein im weiblichen Hormonhaushalt ist. Besonders aufschlussreich ist eine Studie der University of Illinois, die nachweisen konnte, dass Frauen mit starkem PMS eine spezifische Verschiebung in ihrem Östrobolom aufwiesen, mit deutlich weniger Bakterien der Gattungen Lactobacillus und Bifidobacterium, die für einen gesunden Östrogenmetabolismus wichtig sind. Auch der Einfluss moderner Ernährungsweisen auf das Östrobolom ist gravierend. Hochverarbeitete Lebensmittel, Konservierungsstoffe, Zuckerkonsum und ballaststoffarme Kost führen zu einer Verarmung genau der Bakterien, die wir für eine gesunde Hormonregulation brauchen. Dies erklärt teilweise, warum hormonelle Beschwerden in den letzten Jahrzehnten so dramatisch zugenommen haben.

Was noch kaum bekannt ist, ist, dass das Östrobolom sich im Laufe eines Lebens verändert. Besonders in der Perimenopause, wenn die eigene Östrogenproduktion langsam abnimmt, kann ein gesundes Östrobolom den Übergang sanfter gestalten. Umgekehrt kann ein gestörtes Östrobolom die typischen Wechseljahresbeschwerden wie Hitzewallungen, Schlafstörungen und Stimmungsschwankungen deutlich verstärken. Ein Paradebeispiel aus meiner Praxis war Martina, 45 Jahre, die nach jahrelanger vergeblicher Hormontherapie gegen ihre Zyklusbeschwerden zu mir kam. Ihre Blutwerte zeigten normale Hormonspiegel, doch ihre Beschwerden waren massiv. Ein umfangreicher Stuhltest zeigte eine deutliche Dysbiose in ihrem Darm und eine fast vollständige Abwesenheit jener Bakterienstämme, die für einen gesunden Östrogenstoffwechsel verantwortlich sind. Nach drei Monaten gezieltem Aufbau ihres Östroboloms und unterstützender Leberarbeit berichtete sie von einem »neuen Leben« – ihre PMS-Symptome hatten sich um 80 Prozent reduziert, und zum ersten Mal seit Jahren hatte sie einen vollen Monatszyklus ohne Schmerzmittel überstanden. Du siehst also, auch du kannst dein Östrobolom pflegen und zwar mit allem, was wir in diesem Buch gemeinsam erarbeiten werden: ballaststoffreiche, pflanzliche Ernährung, gezielte Prä- und Probiotika, ein gesunder Stuhlgang (ja, tägliches Kacken ist hormonell gesehen hochrelevant!), ausreichend Bitterstoffe, Leberentlastung, Wärme, Stressreduktion und vor allem die Rückverbindung zu deinem Körper.

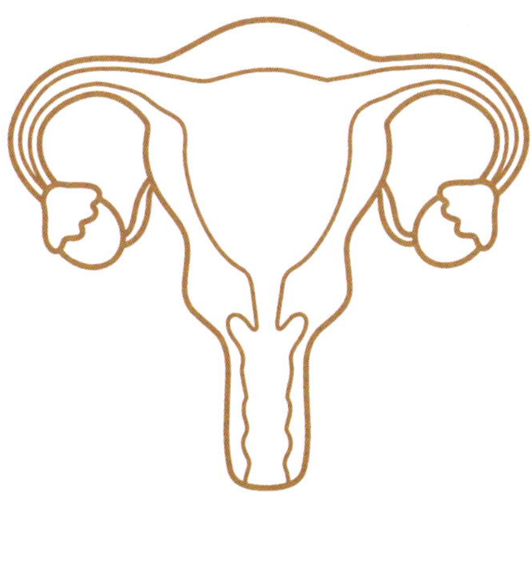

Als besonders wirksam für ein gesundes Östrobolom haben sich folgende Lebensmittel erwiesen:

- **Kreuzblütler wie Brokkoli, Kohl und Rosenkohl** (enthalten Indol-3-Carbinol, das die Entgiftung von Östrogen fördert)
- **Fermentierte Lebensmittel wie Kimchi, Sauerkraut und Kefir** (liefern lebende Bakterien für ein gesundes Östrobolom)
- **Ballaststoffreiche Nahrung wie Leinsamen, Chiasamen und Haferkleie** (binden Östrogen im Darm und fördern die Ausscheidung)
- **Kurkuma und andere entzündungshemmende Gewürze** (beruhigen die Darmschleimhaut und fördern die Vielfalt des Mikrobioms)

Neben der Ernährung solltest du wirklich auf einen regelmäßigen, vollständigen Stuhlgang achten. Eine träge Verdauung führt zu längerer Verweildauer des Stuhls im Darm, was mehr Zeit für die Rückresorption von Östrogen bedeutet. Ein weiterer wichtiger Faktor ist die Vermeidung von östrogenstörenden Umweltgiften, sogenannten Xenoöstrogenen, die in Plastik, Kosmetika und Haushaltsprodukten vorkommen können. Am Ende des Tages zeigt auch das Östrobolom deutlich, was die Grundessenz jeder echten Heilung ist - nicht nur Symptome behandeln, sondern verstehen, wie alles zusammenhängt.

6. MIKROBIOM ALS SCHLÜSSEL FÜR ENERGIE UND GESUNDHEIT

Wenn du bis hierher gelesen hast – und ich wette, das hast du –, dann weißt du, dass dein Darm mehr ist als ein schüchterner Verdauungskanal. Dir ist bewusst, dass dort eine gewaltige Schutzbarriere existiert, dass Billionen Mikroben das innere Ökosystem prägen und dass diese kleinen Mitbewohner an Prozessen beteiligt sind, die das gesamte Wohlbefinden steuern. Aber was vielleicht noch nicht in aller Tiefe angekommen ist – und ich verspreche dir, das wird jetzt richtig spannend –, ist die Tatsache, dass dein Mikrobiom auch der geheime Strippenzieher deines gesamten Hormonsystems ist. Nicht nur des Teils deines Hormonsystems, den wir im vorherigen Kapitel besprochen haben. Nicht dein Endokrinologe, nicht deine Schilddrüse und nicht deine Eierstöcke bestimmen das große hormonelle Orchester deines Körpers, sondern zu einem erstaunlich großen Teil das Leben in deinem Darm. Es reicht eben nicht, einfach ein paar Schilddrüsenhormone zu schlucken oder Bioleinsamen auf den Quark zu streuen und zu hoffen, dass das hormonelle Chaos sich von selbst sortiert. Wer wirklich verstehen will, warum moderne Zivilisationskrankheiten wie Schilddrüsenunterfunktion, Östrogendominanz, Insulinresistenz und selbst Depressionen und Burn-outs immer weiter explodieren, muss an die Wurzel gehen – und die Wurzel sitzt in deinem Bauch.

Dein Mikrobiom beeinflusst auf mehreren Ebenen direkt und indirekt deinen Hormonspiegel und die Art, wie dein Körper Hormone verarbeitet:

- **Östrogenregulierung:** Über das Östrobolom (du erinnerst dich?) steuert dein Mikrobiom, wie viel freies Östrogen im Körper zirkuliert. Eine gesunde Bakterienvielfalt sorgt dafür, dass überschüssiges Östrogen abgebaut und entsorgt wird. Ein Ungleichgewicht aber kann Östrogendominanz auslösen, mit all ihren Begleiterscheinungen: Stimmungsschwankungen, Gewichtszunahme, PMS, Myome, Endometriose, Schlafprobleme. Und nein, das ist nicht »normal«, nur weil es viele haben.

- **Cortisol und Stress:** Chronischer Stress verändert dein Mikrobiom, aber dein Mikrobiom beeinflusst auch, wie viel Cortisol du ausschüttest und wie du es wieder abbauen kannst. Das heißt, ist dein Mikrobiom im Chaos, wird aus einem kleinen Stressor sofort ein Flächenbrand in deinem Körper. Burn-out? Panikattacken? Das sind oft erste Anzeichen dafür, dass dein Darm seine Schutzfunktion nicht mehr erfüllen kann.

- **Schilddrüsenhormone:** Über 20 Prozent der Umwandlung von T4 (inaktives Schilddrüsenhormon) zu T3 (aktive Form) passiert nicht in deiner Schilddrüse, sondern – *Trommelwirbel* – in deinem Darm. Fehlt die gesunde Flora, fehlt die Aktivierung, und plötzlich passt nichts mehr zusammen. Müdigkeit, Gewichtszunahme, Haarausfall und kein Arzt findet eine klare Ursache.

- **Serotonin:** Etwa 90 Prozent (!) unseres Glückshormons Serotonin werden im Darm produziert. Ein dysbiotischer, entzündeter Darm? Bedeutet im Umkehrschluss eine erhöhte Wahrscheinlichkeit für Depressionen, Angststörungen und chronische Erschöpfung. Auch wenn das im Darm gebildete Serotonin die Blut-Hirn-Schranke nicht überwinden kann, hat es direkte Auswirkungen auf deine Stimmung.

- **Insulin und Zuckerstoffwechsel:** Dein Mikrobiom beeinflusst, wie gut deine Zellen auf Insulin reagieren. Ein gestörtes Mikrobiom fördert Insulinresistenz, Typ-2-Diabetes und viszerales Bauchfett – alles Dinge, die den Hormonhaushalt zusätzlich ins Chaos stürzen.

Diese Zusammenhänge sind längst keine Theorie mehr. Als ich vor Jahren begann, in meiner Praxis Mikrobiomdaten mit Hormonstatus und psychischer Verfassung zu korrelieren, dachte ich noch, ich würde vereinzelte Muster entdecken. Was ich fand, waren jedoch keine Muster, sondern Gesetzmäßigkeiten. Bei über 85 Prozent meiner Patientinnen mit hormonellen Beschwerden zeigte sich eine signifikante Dysbiose im Darm. Besonders deutlich wird dies in der Arbeit mit Hashimoto-Patientinnen, einer Autoimmunerkrankung der Schilddrüse. Immer wieder hören sie von ihren Ärzt:innen, dass die Werte doch in Ordnung seien, während sie sich fühlen, als würden sie durch Sirup waten. Die Diagnose »Hashimoto-Thyreoiditis« allein erklärt nichts, denn sie beschreibt nur einen Zustand, nicht die Ursache. Wenn wir aber den Darm dieser Frauen analysieren, finden wir fast immer einen gemeinsamen Nenner: eine gestörte Darmflora mit mangelhafter

Umwandlung von T4 zu T3 und erhöhter intestinaler Permeabilität, durch die unerwünschte Stoffe ins System gelangen und Autoimmunreaktionen triggern.

Ein weiteres Paradebeispiel ist das Polyzystische Ovarialsyndrom (PCOS), bei dem viele Frauen mit Zyklusstörungen, Haarausfall, Akne und Unfruchtbarkeit kämpfen. Die konventionelle Behandlung beschränkt sich oft auf die Antibabypille oder Metformin, einem Diabetes Medikament, ohne den Ursprung anzugehen. Studien der University of California zeigen jedoch, dass PCOS-Patientinnen eine signifikant veränderte Darmflora aufweisen, die durch die Produktion von Endotoxinen Insulinresistenz und Testosteronüberschuss fördert. Eine gezielte Intervention im Darm kann hier oft mehr bewirken als jahrelange symptomatische Behandlung. Inzwischen gibt es eine wahre Flut an Studien, die das bestätigen, was Naturheilkundler:innen und ganzheitliche Therapeut:innen schon lange wussten, nur wurde man früher oft dafür belächelt. Eine große Studie von Clarke et al. (2019) zeigte deutlich, dass depressive Patientinnen eine völlig veränderte Zusammensetzung ihres Mikrobioms aufwiesen und dass gezielte Probiotika-Therapien ihre Stimmung signifikant verbessern konnten. Forscher:innen der University of California fanden heraus, dass eine gesunde Darmflora notwendig ist, damit Schilddrüsenhormone richtig aktiviert und verwertet werden können – unabhängig von der Schilddrüse selbst. Eine Studie der Harvard Medical School belegte, dass bestimmte Mikrobiom-Muster direkt mit erhöhtem Cortisolspiegel korrelieren – unabhängig von äußeren Stressoren. Eine deutsche Metaanalyse von 2022 zeigte, dass Frauen mit Endometriose und starker Östrogendominanz fast immer eine Dysbiose und ein instabiles Östrobolom aufwiesen.

Es geht nicht darum, Symptome zu deckeln, Blutwerte in den »Normbereich« zu drücken oder lebenslang Pillen zu schlucken, die deinen Teufelskreis verlängern. Es geht darum, das Fundament zu sanieren - und das Fundament ist immer dein Darm. Wenn dein Darm heilt, heilen deine Hormone. Wenn deine Hormone wieder tanzen können, tanzt dein Körper mit, und plötzlich verändert sich nicht nur deine Haut oder dein Gewicht, sondern dein ganzes Lebensgefühl. Ich durfte diese Erfahrung selbst machen. Als ich noch mit meiner Neurodermitis, meinen Verdauungsproblemen und meiner tiefen Erschöpfung zu kämpfen hatte, wusste ich nichts von alldem. Ich dachte, ich hätte einfach Pech, schlechte Gene oder ein schwaches Immunsystem. Doch die Wahrheit war, dass mein Darm um Hilfe schrie, aber kein Arzt genau hinhörte. Heute, Jahre später, nachdem ich selbst durch die tiefste Talsohle gegangen bin und tausende Menschen begleiten durfte, weiß ich, dass es kein Pech ist und erst recht kein Zufall. Es ist ein Weg, ein Weg zurück zum Körper, zurück zur Selbstheilung und zu einer Gesundheit, die nicht von Tabletten, Hormonersatz oder Diäten abhängt, sondern von echter innerer Stärke. Dieser Weg beginnt jetzt und hier, mit der nächsten bewussten Entscheidung. Wenn das Verständnis für das Mikrobiom erst einmal da ist, stellen viele meiner Patientinnen die nächste wichtige Frage: »Woher weiß ich denn überhaupt, ob bei mir etwas nicht stimmt?« Das ist tatsächlich gar nicht so einfach zu beantworten, denn ein gestörtes Mikrobiom äußert sich oft nicht direkt im Darm oder sagen wir, nicht nur.

Natürlich gibt es die typischen Klassiker. Menschen mit Dysbiose berichten oft über Blähungen, Völlegefühl, Durchfall oder Verstopfung oder über alles davon im Wechsel. Manchmal sind diese Beschwerden nach dem Essen da, manchmal völlig unabhängig davon. Manche spüren nur einen Druck im Bauch oder haben das Gefühl, »es arbeitet zu viel« da unten. Aber viel spannender und oft übersehen sind die systemischen Symptome, also die Auswirkungen auf den ganzen Körper.

Ich spreche von Hautbildern, die sich verschlechtern, wenn Stress oder Zucker ins Spiel kommen. Von Müdigkeit, die nicht durch Ausschlafen verschwindet, von Stimmungsschwankungen, Reizbarkeit, Konzentrationsproblemen, plötzlichen Ängsten oder dem Gefühl, »neben sich zu stehen«. Eines der aufschlussreichsten Anzeichen für Dysbiosen ist übrigens das morgendliche Aufwachen. Eine gesunde Darmflora produziert während der Nacht wichtige Stoffwechselprodukte wie Butyrat, die direkt auf unser Gehirn wirken und einen erfrischten, klaren Aufwachprozess fördern. Bei einer Dysbiose hingegen wachen viele Menschen zwar nach ausreichend Schlaf, aber dennoch müde auf, mit einem Gefühl von Benommenheit und Schwere, das sich durch den Tag zieht. Ich habe Patientinnen, die kommen wegen hormoneller Beschwerden zu mir – Zyklusstörungen, PMS, Östrogendominanz und Schilddrüsenproblemen. Und wenn wir genauer hinsehen, zeigt sich in der Diagnostik fast immer auch eine Darmproblematik. Es sind keine getrennten Themen, es ist ein einziger Fluss, der im Darm beginnt und sich durch den gesamten Organismus zieht.

Was viele nicht wissen, ist, dass auch häufige Infekte, chronisch entzündete Nasenschleimhäute, Pilzinfektionen, Blasenentzündungen, Allergien oder Lebensmittelunverträglichkeiten Ausdruck eines gestörten Mikrobioms sein können. Der Körper reagiert nicht, weil er »plötzlich empfindlich« geworden ist, sondern weil die schützende Bakterienschicht, unsere mikrobielle Haut von innen, nicht mehr dicht und aktiv genug ist. Auch das Gewicht spielt eine Rolle.

Manche Menschen nehmen trotz bewusster Ernährung nicht ab; andere fühlen sich wie »aufgeschwemmt«, als würde der Körper Wasser oder Toxine nicht richtig loslassen. Der Grund kann im Darm liegen, besonders dann, wenn bestimmte Keime Fäulnisprozesse auslösen, toxische Stoffwechselprodukte bilden oder Nährstoffe nicht ordentlich aufgenommen werden können. Ein gesundes Mikrobiom trägt maßgeblich zur Energieproduktion bei. Die Umwandlung von komplexen Kohlenhydraten in kurzkettige Fettsäuren wie Butyrat, Propionat und Acetat ist eine Schlüsselfunktion gesunder Darmbakterien. Diese Stoffe dienen nicht nur als Energiequelle für Darmzellen, sondern beeinflussen auch systemisch unseren Stoffwechsel. Sie verbessern die Insulinsensitivität, regulieren den Appetit und fördern die mitochondriale Funktion – das Kraftwerk in jeder einzelnen Zelle. Besonders eindrucksvoll sehe ich dies bei Patient:innen mit chronischem Erschöpfungssyndrom (CFS) oder Fibromyalgie. Die konventionelle Medizin steht diesen Erkrankungen oft ratlos gegenüber. Unsere Analysen zeigen jedoch regelmäßig einen deutlichen Zusammenhang zwischen der mikrobiellen Erschöpfung im Darm und der körperlichen Erschöpfung dieser Menschen. Gezielte Interventionen zur Stärkung des Mikrobioms führen hier nicht selten zu erstaunlichen Verbesserungen der Energielevel und Belastbarkeit.

Es müssen sich übrigens keine dramatischen Symptome zeigen, um ein Problem im Darm zu haben. Manchmal reicht ein Gefühl von »Ich bin nicht ganz da« oder »Ich habe vergessen, wie es sich anfühlt, richtig Energie zu haben«. Wenn du dich oft »matschig« fühlst und hormonell im Ungleichgewicht, wenn deine Verdauung immer wieder ein kleines Fragezeichen schickt, dann ist das schon ein Signal. Deshalb liebe ich es, an diesem Punkt mit einer Analyse zu beginnen. Ein klarer Blick in den Stuhl, auch wenn sich das für viele erst einmal unangenehm anhört, ist oft die ehrlichste Analyse der eigenen Gesundheit – ohne Filter. Ohne Selbsttäuschung und ohne »Ich esse doch gesund« oder »Ich achte doch auf mich«. Der Darm erzählt uns die Wahrheit und die steht schwarz auf weiß im Befund.

Mir ist bewusst, dass ich gerade viele Krankheiten im absoluten Schnelldurchlauf durchgegangen bin und hier nur an der Oberfläche beschreiben konnte, wie sehr unser Mikrobiom sämtliche Erkrankungen und Syndrome beeinflusst. Ich sagte ja, ich könnte mehrere Bücher mit diesem Wissen füllen. Im nächsten Teil des Buches werden wir uns genau anschauen, wie eine solche Analyse funktioniert und was sie uns verrät. Vor allem aber werden wir darüber sprechen, was du ganz konkret tun kannst, um dein Mikrobiom wieder aufzubauen, dein Nervensystem zu beruhigen und damit den Grundstein für echte Heilung zu legen – eine Heilung, die nicht auf Unterdrückung von Symptomen basiert, sondern auf einem tiefgreifenden Verständnis für die Zusammenhänge in deinem Körper.

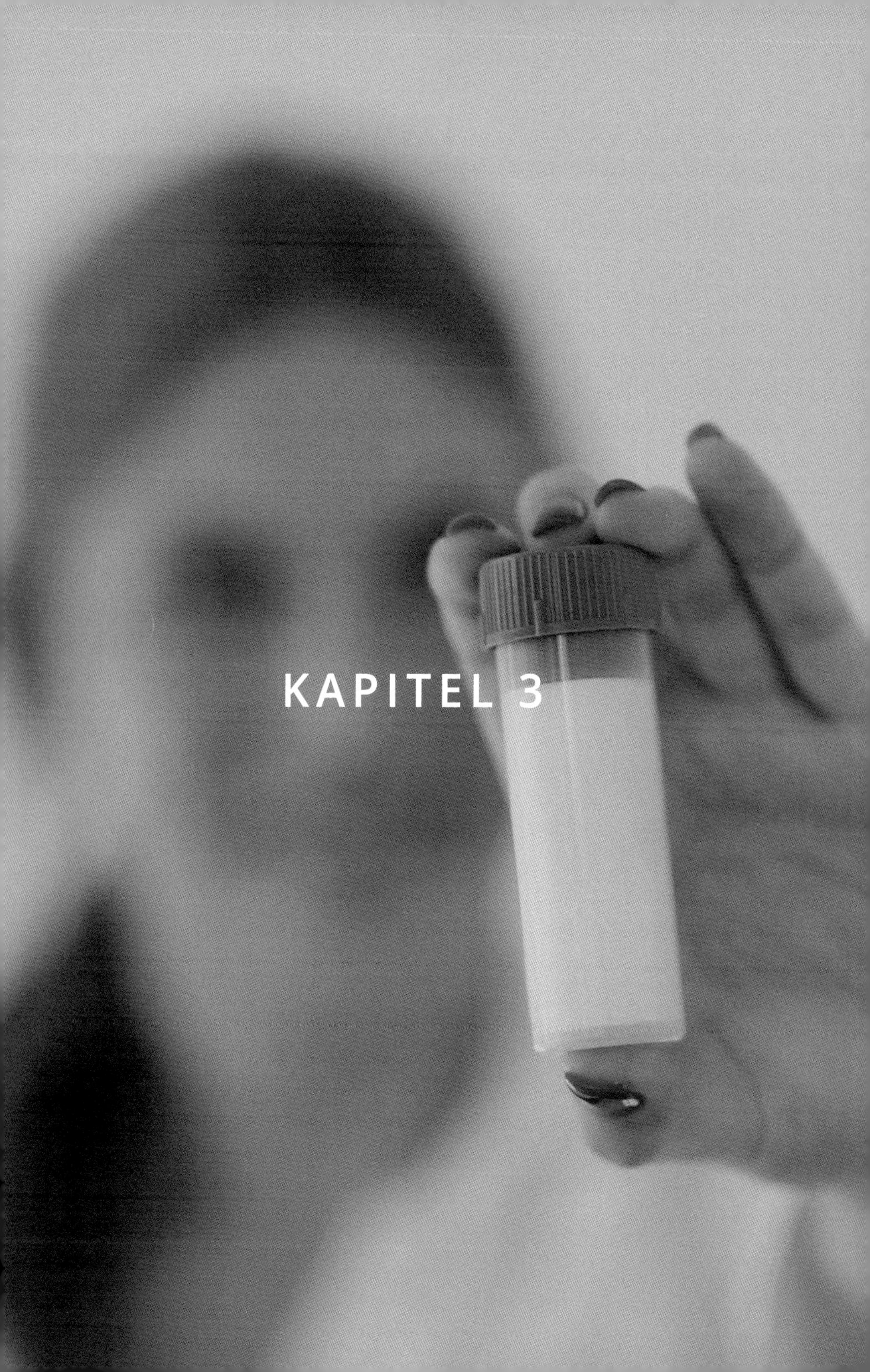

KAPITEL 3

1. DIE DARMSCHUTZBARRIERE IM DETAIL

Es gibt in meiner Arbeit einen Moment, der für viele meiner Klient:innen ungewohnt, manchmal sogar etwas unangenehm ist. Ich verstehe das, denn wer spricht schon gern über seinen Stuhlgang? Wir wurden schließlich gesellschaftlich so erzogen, dass alles, was aus dem Hintern kommt, peinlich, eklig oder »nicht für den Alltag« gedacht ist. Doch es ist höchste Zeit, das zu ändern. Denn was da täglich oder eben nicht täglich in der Toilette landet, ist kein Abfallprodukt. Es ist ein täglicher Statusbericht deiner Verdauung, deines Mikrobioms, deines Immunzustands und in vielen Fällen auch deiner mentalen Verfassung. Dein Stuhl ist dein ehrlichstes Feedback und in meiner Praxis ist er oft der Beginn einer echten Wandlung.

Wenn ich mit Menschen zusammenarbeite, ist eine der ersten diagnostischen Maßnahmen eine mikrobiologische Stuhlanalyse. Warum? Weil ich nicht raten will und weil ich keine Symptome mit Probiotika »beschwichtigen« möchte. Ich möchte wissen, was wirklich los ist – auf Zellebene, auf Bakterienebene und auf Schleimhautebene. Der Stuhl verrät viel mehr, als die meisten denken. Wenn ich einen Befund bekomme, dann schaue ich nicht nur auf die Bakterienanzahl oder ob irgendwo das Wort »Pilz« steht. Ich lese diesen Befund wie ein Tagebuch und sehe an der Zusammensetzung bestimmter Schleimhautparameter, ob du Stress hast.

Ich sehe, ob du wirklich nährst oder ob dein Körper nur noch durchhält. Ich sehe, ob dein Immunsystem kämpft oder resigniert, und manchmal sehe ich, wie tief ein Thema wirklich sitzt, noch bevor die Psyche es formulieren könnte.

Da gibt es Parameter wie:

- **Zonulin,** das mir zeigt, wie durchlässig deine Darmschleimhaut ist.
- **Calprotectin,** das ein Hinweis auf stille und akute Entzündungen ist.
- **Alpha-1-Antitrypsin,** das den Immunstress auf die Schleimhaut widerspiegelt.
- **Sekretorisches Immunglobulin A (sIgA),** das Schleimhaut-Antikörper-System – wenn dieses erschöpft ist, weiß ich, dass du am Limit bist.
- **Pankreas-Elastase 1,** ein wichtiger Marker für deine Bauchspeicheldrüse – er zeigt mir, ob du überhaupt noch in der Lage bist, deine Nahrung zu verstoffwechseln.
- **Gallensäuren,** die mir zeigen, wie es deiner Leber geht und ob deine Fettverdauung rund läuft.
- **Und natürlich das Herzstück:** die mikrobielle Besiedlung, also wer da eigentlich wohnt, wer sich ausgebreitet hat, wer fehlt und wer vielleicht schon das Sofa angezündet hat.

Ich weiß noch, als ich das erste Mal meinen eigenen Stuhlbefund in den Händen hielt. Ich war schockiert. Da stand nicht: »Sie sind krank«, sondern vielmehr: »Hier wurde zu lange ignoriert, zu lange gekämpft, hier fehlt Aufbau, dort fehlt Schutz.« In diesem Moment wurde mir klar, dass ich, wenn ich wieder gesund sein will, anfangen muss meine Basis zu verstehen und die liegt da, wo niemand hinsehen will.

Was ich an diesen Analysen schätze, ist, dass sie greifbar machen, was vorher diffus war. Du fühlst dich vielleicht seit Jahren müde und plötzlich siehst du, dass dein Zonulin-Wert erhöht und deine Darmschutzbarriere offen ist. Du reagierst auf alles mit Juckreiz und Kopfschmerzen, und du siehst, dass deine histaminbildenden Keime völlig überrepräsentiert sind. Du hast das Gefühl, dass du nichts mehr essen kannst, ohne dass dein Bauch rebelliert und der Stuhl zeigt dir, dass dein Schleimhaut-Immunsystem kurz vor einem Zusammenbruch steht. Dann kommt dieser Moment, den ich so liebe, wenn ich von meinen Klient:innen höre: »Ich bilde mir das nicht ein.« Nein, du bildest dir das nicht ein. Du hast ein Ökosystem, das im Moment nicht rund läuft, und du hast ein riesiges Potenzial, das zu ändern.

Wenn ich mir ein einziges System im Körper aussuchen müsste, das oft unterschätzt wird, obwohl es wie ein Grenzposten über unsere Gesundheit wacht, dann wäre es die Darmschleimhautbarriere. Denn diese unscheinbare Schicht, nur wenige Millimeter dick, trennt uns nicht nur von der Außenwelt, sondern entscheidet, was überhaupt zu uns gehört. Sie ist die wichtigste Grenze zwischen dem, was wir aufnehmen wollen, und dem, was draußen bleiben muss. Ist diese Grenze gestört, gerät das gesamte System ins Wanken.

Wir haben schon über Zonulin gesprochen, dieses kleine, faszinierende Protein, das die Durchlässigkeit der Schleimhaut reguliert. Normalerweise sorgt es dafür, dass sich die *Tight Junctions* kurz öffnen, um kontrollierten Stoffaustausch zu ermöglichen und sich dann sofort wieder schließen. Aber unter chronischem Stress, bei zu viel Zucker, Gluten, Fast Food, Konservierungsmitteln, Alkohol, bei Medikamenten wie Ibuprofen oder durch ein gestörtes Mikrobiom, gerät dieses System aus dem Gleichgewicht. Die Zellverbindungen bleiben offen und damit ist die Barriere, die eigentlich eine selektive Schleuse sein soll, ein löchriges Netz.

Doch was da durchleckt, ist – wie du nun weißt – nicht harmlos. Es sind nicht etwa Brokkolireste oder etwas Suppe vom Vorabend, sondern es sind die Zellwandbestandteile von Bakterien (LPS), unverdaute Proteine, Toxine, Allergene und Immunbotenstoffe, die plötzlich ungefiltert ins Blut gelangen. Und dein Immunsystem? Das denkt: »Alarm, wir werden angegriffen!« Du spürst diesen Angriff meistens als chronische Erschöpfung, als Hautbrennen, als Unruhe, als Stimmungsschwankung oder du spürst ihn nicht bewusst, bis sich daraus Krankheiten entwickeln, die scheinbar aus dem Nichts kommen: Allergien, Autoimmunreaktionen, Reizdarm, Neurodermitis, Gelenkentzündungen, Hashimoto, Migräne.

Ich könnte die Liste endlos weiterführen, aber du verstehst, worum es geht. Dieser innere Angriff beginnt nicht immer mit Schmerz. Er beginnt oft mit Durchlässigkeit und einem inneren Ungleichgewicht. Wir haben bereits ausführlich darüber gesprochen – ich rede hier von den stillen Entzündungen. Das Gemeine daran ist, dass der Körper nicht passiv bleibt; er versucht, diese »undichte Stelle« zu kompensieren. Er fährt das Immunsystem hoch, er produziert mehr Schleim, er aktiviert Fresszellen, er mobilisiert Reserven und irgendwann ist er erschöpft. Diese Erschöpfung zieht weite Kreise, denn ein *Leaky Gut Syndrom* bleibt nie nur ein Thema im Darm. Es betrifft vor allem zunächst die Leber, die mit der Entgiftung der Stoffe, die eigentlich nie hätten ins Blut gelangen sollen, völlig überfordert ist. Sie muss zusätzlich Gifte filtern, die der Darm hätte draußen halten sollen. Viele Menschen mit Leberwerten »in der Grauzone«, nicht erklärbaren erhöhten Cholesterinwerten, chronischem Druck im rechten Oberbauch oder anhaltender Müdigkeit haben nicht primär ein Leberproblem, sondern ein Barriereproblem. Auch die Bauchspeicheldrüse spielt eine größere Rolle, als viele denken. Wenn durch den durchlässigen Darm zu viele unverdaute Bestandteile in tiefere Darmabschnitte gelangen, werden dort Prozesse aktiviert, die eigentlich im Dünndarm abgeschlossen sein sollten. Die Bauchspeicheldrüse gerät unter Druck, muss mehr Verdauungsenzyme produzieren, was sie bei einer Entzündung im Darm aber oft nicht mehr schafft. Plötzlich zeigt der Stuhl, dass der Pankreas-Elastase-Wert zu niedrig ist und die Nahrung nicht mehr vollständig aufgespalten wird. Menschen fühlen sich dann schwer, aufgebläht und energielos, aber nicht, weil sie »zu viel« gegessen haben, sondern weil sie nicht mehr richtig verstoffwechseln.

Vielleicht fragst du dich jetzt: Was genau ist eigentlich diese Pankreas-Elastase 1? Das ist keine exotische Erfindung der Labordiagnostik, sondern ein zentraler Verdauungsmarker, der direkt aus deiner Bauchspeicheldrüse stammt. Die Bauchspeicheldrüse, auch Pankreas genannt, ist dafür zuständig, dass bei jeder Mahlzeit eine präzise Mischung an Enzymen in den Dünndarm abgegeben wird: Lipasen, um Fette zu spalten, Amylasen, um Kohlenhydrate aufzuschlüsseln, und

Proteasen, um Eiweiße zu zerkleinern. Die Pankreas-Elastase 1 ist eines dieser eiweißspaltenden Enzyme, genauer gesagt eine sogenannte Endopeptidase, die besonders stabil ist und deshalb im Stuhl zuverlässig nachweisbar bleibt. Deshalb ist sie ein genialer Parameter. Sie zeigt direkt, wie aktiv und leistungsfähig deine Bauchspeicheldrüse aktuell ist. Ein Wert über 200 µg/g gilt in der Schulmedizin als ausreichend. Das heißt: »Da ist noch Aktivität, das passt schon.« Doch aus naturheilkundlicher Sicht – und aus meiner eigenen Erfahrung mit hunderten Klient:innen – kann ich sagen, dass ein Wert von 200 oft nur noch das Mindestmaß an Funktion bedeutet und kein Zeichen von optimaler Gesundheit ist.

In der ganzheitlichen Betrachtung werden Werte um die 500 µg/g angestrebt, denn das ist der Bereich, in dem der Körper nicht nur irgendwie mitkommt, sondern wirklich in seiner Kraft ist. In dem nicht nur die Verdauung läuft, sondern auch die Energie stimmt, die Haut ruhig bleibt, das Immunsystem entlastet ist, die Hormonbildung rundläuft und die Stimmung stabil ist. Manchmal sage ich augenzwinkernd: »200 bedeutet lediglich, dass deine Bauchspeicheldrüse noch lebt. 500 bedeutet, dass sie ihren Job mit Freude macht.« Und genau das wollen wir, oder? Keinen Notbetrieb im Körper, sondern echte Vitalität. Dafür ist die Pankreas-Elastase ein Marker - nicht nur für die Verdauung, sondern auch für die Lebensqualität.

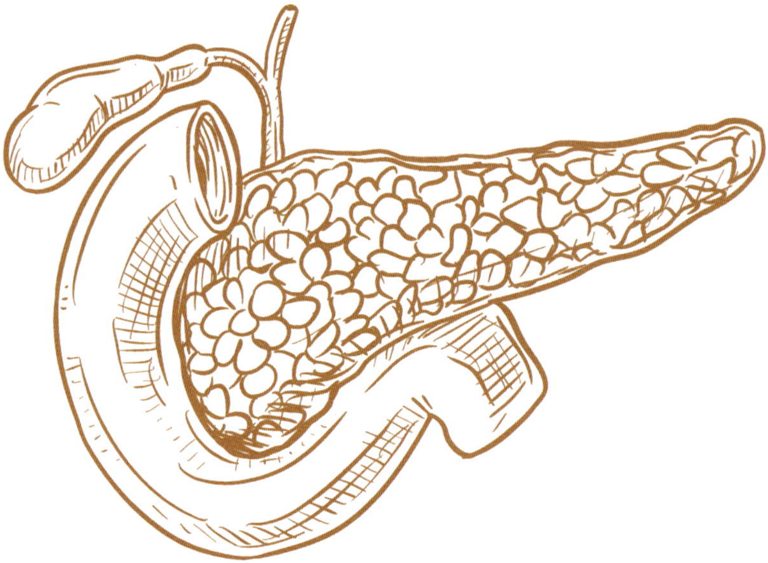

Die Bauchspeicheldrüse ist häufig erschöpft, entweder durch chronische Entzündung, Mikronährstoffmangel, permanente Reizüberflutung oder – wie so oft – als Folge eines lang bestehenden Darmproblems. Denn wenn im Darm ständig Unruhe herrscht – Reizungen, Gärungen, Fehlbesiedlungen, Immunstress –, ist die Bauchspeicheldrüse dauerhaft im Hochbetrieb. Doch irgendwann fährt sie runter. Die Folge ist, dass du zwar noch dieselbe Mahlzeit wie früher isst, aber dein Körper daraus nur noch die Hälfte macht. Die Energie bleibt aus, der Stuhl wird breiig, der Bauch spannt und dein Immunsystem schlägt Alarm, weil zu viel unvollständig verdaute Nahrung in zu tiefe Darmabschnitte rutscht.

Ich sage gern: **»Du bist nicht, was du isst. Du bist, was du verdauen kannst.«** Genau das verrät dir die Pankreas-Elastase 1. Sie zeigt nicht nur, wie es deinem Verdauungstrakt geht, sondern auch, wie es um deine Lebensenergie steht, denn ohne Verdauung → keine Resorption. Und ohne Resorption → keine Zellkraft, keine Hormonbildung, keine Regeneration und keine Energie. Es ist wie ein Kartenhaus. Wenn die Schleimhaut schwächelt, bricht Stück für Stück das gesamte System darunter zusammen.

Das Tragische dabei ist, dass dies oft lange nicht auffällt. Die Blutwerte sind »okay«, der Ultraschall zeigt keine Auffälligkeiten und das Bauchgefühl wird abgetan mit: »Das ist der Stress.« Und ja, es ist der Stress, aber nicht nur mental, sondern auch biochemisch. Denn wer ständig kämpft – innerlich, körperlich –, wird irgendwann durchlässig. Genau das beschreibt das *Leaky Gut Syndrom*. Es ist kein Hype, sondern real, messbar und vor allem umkehrbar. Die Schleimhaut deines Darms ist keine träge Tapete. Sie ist lebendig, aktiv, hochintelligent und im ständigen Austausch mit deiner Umwelt. Jeden Tag wird sie durch Essen, Bakterien, Toxine, Emotionen und Hormone gereizt, geprüft und gefordert. Jeden Tag entscheidet sie neu: Was gehört zu mir? Und was muss draußen bleiben? Damit sie diese Aufgabe erfüllen kann, braucht sie Nährstoffe, Ruhe, Vielfalt und Verbindung und bestimmt keine Dauerbelastung, Crash-Diäten oder durchgekaute Probiotika aus der Werbung.

Wenn wir die Barriere aufbauen wollen, also *Leaky Gut Syndrom* umkehren, Entzündungen senken und wieder echte Resilienz schaffen möchten, müssen wir anfangen, das Gewebe zu nähren, die Immunflamme zu beruhigen und die richtigen Mitbewohner einzuladen.

Die Zellen der Darmschleimhaut haben einen rasend schnellen Stoffwechsel. Sie erneuern sich alle fünf bis sieben Tage. Aber dafür brauchen sie Rohmaterial. Einer der wichtigsten Baustoffe ist L-Glutamin, eine Aminosäure, die fast wie Dünger auf die Schleimhaut wirkt. Besonders nach Infekten, Stressphasen oder Antibiotikagaben ist der Bedarf an Glutamin massiv erhöht und wird über die normale Ernährung oft nicht gedeckt. Dann brauchen wir Zink, nicht nur als klassisches Immunmineral, sondern weil es an der Regeneration von Gewebe beteiligt ist und die Schleimhautbarriere stabilisiert. Auch Vitamin A, D und Omega- 3-Fettsäuren spielen eine zentrale Rolle, und nicht zu vergessen Ballaststoffe und Polyphenole, also sekundäre Pflanzenstoffe aus Beeren, Kräutern, Gemüse und fermentierten Lebensmitteln. Sie nähren nicht nur dich, sondern auch die guten Bakterien in deinem Darm, die dann Butyrat produzieren, eine kurzkettige Fettsäure, die deine Schleimhaut wie Balsam pflegt. Es ist wie ein ökologisches System - wenn du deine Flora richtig fütterst, füttert sie dich zurück.

Ohne es zu merken, leben viele Menschen heute in einem Zustand chronischer unterschwelliger Entzündung. Ich spreche hier im Bereich der Naturheilkunde auch gerne von einer latenten Gewebsübersäuerung. Zu gerne würde ich jetzt tief in den Säure-Basen-Haushalt einsteigen, eines unserer wichtigsten Regulationssysteme im Körper. Doch da das nun jeden Rahmen sprengen würde, möchte ich an dieser Stelle gerne auf mein digitales Buch »Meine Basenfastenwoche für Zuhause« hinweisen.

Eine Basenfastenwoche ist wie ein Reset-Knopf für Körper und Geist. Sie entlastet den Organismus, reguliert den Säure-Basen-Haushalt und bringt Verdauung, Haut und Energie zurück ins Gleichgewicht.

Besonders geeignet ist sie für dich, wenn du dich oft müde, übersäuert oder energielos fühlst, unter **Verdauungsproblemen** oder Hautbeschwerden leidest oder deinem Körper einfach eine Auszeit vom alltäglichen Stress und damit oft einhergehender säurelastiger Ernährung gönnen möchtest. Mit meinem Basenfastenbuch erhältst du eine komplett durchdachte 7-Tage-Anleitung mit 21 köstlichen, 100 Prozent basischen Rezepten, Einkaufslisten und wertvollem Hintergrundwissen. So kannst du sofort starten und spürbar mehr Leichtigkeit zurück in dein Leben bringen.

Mit dem Code »Scheißgesund« bekommst du das E-Book exklusiv zum halben Preis.

Scanne dafür einfach hier den QR- Code und gönn dir dieses wundervolle 167-seitige E-Book:

Doch zurück zur unterschwelligen Entzündung. Die Energie ist weg, der Schlaf wird leichter, das Nervensystem überreizt und der Fokus schwindet. Es ist nicht deine Willenskraft, die fehlt. Es ist dein Feuer, das verpufft. Wenn du deinem Körper hilfst, Entzündungen zu lindern, zum Beispiel durch Curcumin, Quercetin, Omega-3-Fettsäuren oder gezielte Darmflora-Modulation, kehrt auch deine Energie zurück und mit ihr dein innerer Fokus, deine Klarheit und deine Schöpferkraft.

Hier schließt sich der Kreis, denn wenn ich eines in den letzten Jahren verstanden habe, dann ist es, dass Gesundheit keine Wellness und sicher auch kein Luxus ist, was man sich ab und zu gönnt, sondern die Grundlage für echten Erfolg und Erfüllung. Du kannst kein Leben und Business führen, kein Team leiten, keine Kinder begleiten und keine Vision verfolgen, wenn dein System ständig am Limit ist. Du brauchst Energie, Nervenstärke, Regeneration, emotionale Klarheit – und all das beginnt in deiner Mitte.

Ein gesunder Darm denkt klarer, entscheidet schneller, fühlt stabiler und trägt leichter. Deshalb arbeiten so viele Menschen mit mir. Nicht, weil sie »nur« Symptome haben, sondern weil sie spüren, dass sie mehr vom Leben wollen. Sie möchten ein System, das sie dabei trägt. Ich habe Patient:innen begleitet, die nach dem Wiederaufbau ihrer Darmgesundheit nicht nur symptomfrei wurden. Sie wechselten ihren Job, trauten sich, selbstständig zu werden und begannen zu sprechen, wo sie vorher still waren. Weil ihr Körper endlich wieder mitarbeitete und ihr Feuer zurückkam. Und nein, es geht hier nicht um Leistung. Es geht um Ausdruck und Lebenskraft und sie beginnen nicht im Kopf, sondern in deinem Bauch.

2. VOM ARTGERECHTEN LEBEN ZUR MODERNEN KRANKHEIT

Unsere Vorfahren lebten als Jäger und Sammler in engem Kontakt mit der Natur, bewegten sich täglich und ernährten sich von unverarbeiteten, nährstoffreichen Lebensmitteln. Heute hingegen dominieren sitzende Tätigkeiten, hochverarbeitete Nahrungsmittel und chronischer Stress unseren Alltag. Diese Diskrepanz zwischen unserer genetischen Ausstattung und dem modernen Lebensstil führt zu sogenannten Zivilisationskrankheiten wie Typ-2-Diabetes, Herz-Kreislauf-Erkrankungen und vielen Krebsarten.

Ein häufig übersehener Faktor ist der Rückgang der Nährstoffdichte in unseren Lebensmitteln. Studien zeigen, dass der Gehalt an Vitaminen und Mineralstoffen in Obst und Gemüse seit den 1950er-Jahren signifikant abgenommen hat. Die Analyse einer Studie von Donald R. Davis und Kolleg:innen, die bereits 2004 im *Journal of the American College of Nutrition* veröffentlicht wurde, ergab beispielsweise einen Rückgang von bis zu 38 Prozent bei wichtigen Nährstoffen wie Kalzium und Eisen. Ursachen hierfür sind unter anderem moderne Anbaumethoden, die auf Ertrag und Größe statt auf Nährstoffgehalt optimiert sind. Diese Entwicklung hat massive Auswirkungen auf unseren Darm und unser gesamtes Wohlbefinden.

Der menschliche Verdauungstrakt hat sich über Hunderttausende von Jahren an eine bestimmte Art der Ernährung angepasst: saisonal, regional, nährstoffreich, ballaststoffreich und unverarbeitet. Unsere Mikrobiomzusammensetzung, unsere Enzymproduktion und unsere gesamte Verdauungsphysiologie sind auf diese Nahrungsmittel eingestellt.

In den letzten 70 Jahren hingegen haben wir uns dramatisch von dieser evolutionär angepassten Ernährungsweise entfernt. Industriell hochverarbeitete Lebensmittel, reich an raffinierten Kohlenhydraten, künstlichen Zusatzstoffen und Konservierungsmitteln, machen inzwischen mehr als 80 Prozent der durchschnittlichen Ernährung in westlichen Industrieländern aus. Dazu kommen Pestizide, Herbizide, Mikroplastik und eine Vielzahl synthetischer Substanzen, mit denen unser Körper evolutionär nie konfrontiert war.

Die Folge dieser Umstellung ist eine tiefgreifende Störung unseres Mikrobioms. Während die Darmflora unserer Vorfahren zwischen 7.000 und 10.000 verschiedene Bakterienarten beherbergte, findet man bei modernen Menschen in Industrieländern oft nur noch 1.200 bis 1.500 verschiedene Bakterienspezies. Diese dramatische Verarmung der mikrobiellen Vielfalt hat weitreichende Folgen für unsere Gesundheit.

Ein bemerkenswertes Forschungsprojekt der *American Gut Study* zeigte, dass Menschen, die mehr als 30 verschiedene Pflanzenarten pro Woche konsumieren, eine deutlich höhere mikrobielle Diversität aufweisen als solche, die weniger als 10 verschiedene Pflanzenarten zu sich nehmen. Diese Vielfalt korreliert direkt mit einer niedrigeren Rate an Entzündungsmarkern und einem gesünderen Stoffwechsel.

Neben der Ernährung spielt auch der Bewegungsmangel eine zentrale Rolle. Die Weltgesundheitsorganisation (WHO) warnt, dass körperliche Inaktivität ein bedeutender Risikofaktor für nicht übertragbare Krankheiten ist. In Deutschland bewegen sich 42 Prozent der Bevölkerung zu wenig, was das Risiko für Herzerkrankungen, Diabetes und bestimmte Krebsarten erhöht. Was viele nicht wissen, ist, dass

Bewegung nicht nur für Muskeln und Herz-Kreislauf-System wichtig ist, sondern auch für die Darmgesundheit. Moderate körperliche Aktivität stimuliert die Darmmotilität, verbessert die Durchblutung der Darmschleimhaut und fördert die Vielfalt des Mikrobioms. Studien haben gezeigt, dass regelmäßige Bewegung die Zusammensetzung der Darmflora positiv beeinflusst und die Produktion entzündungshemmender Substanzen anregt. Ein weiterer gravierender Faktor unseres modernen Lebensstils ist chronischer Stress. Während unsere Vorfahren akuten, aber kurzzeitigen Stressoren ausgesetzt waren (wie einer Begegnung mit einem Raubtier), leben wir heute mit konstantem, niedriggradigem Stress: E-Mails, Verkehr, finanzielle Sorgen, permanente Erreichbarkeit und soziale Medien. Diese Art des Dauerstresses hat einen direkten Einfluss auf unsere Darmbarriere und unser Mikrobiom. Unter chronischem Stress wird kontinuierlich Cortisol ausgeschüttet, was die Durchblutung des Darms verringert, die *Tight Junctions* lockert und die Balance der Darmbakterien verschiebt. Über chronischen Stress hast du bereits einiges gelernt. Doch besonders problematisch ist die Kombination aus Stress und schlechter Ernährung: Unter Stress greifen viele Menschen zu genau den Nahrungsmitteln, die den Darm zusätzlich belasten – zuckerreiche, fettreiche, hochverarbeitete Mahlzeiten, die oft hastig und nebenbei konsumiert werden.

Unsere nächtliche Ruhe, die essenziell für Regeneration und Heilung ist, wird ebenfalls gestört. Künstliches Licht, späte Mahlzeiten und digitale Geräte stören unseren zirkadianen Rhythmus, den natürlichen Tag-Nacht-Zyklus, der nicht nur unseren Schlaf, sondern auch Verdauungsprozesse und die Aktivität unseres Mikrobioms steuert. Die Folgen sind Schlafstörungen, eine beeinträchtigte Darmbarriere und ein geschwächtes Immunsystem.

Die übermäßige Verwendung von Antibiotika, sowohl in der Humanmedizin als auch in der Lebensmittelproduktion, hat zusätzlich zu einer dramatischen Veränderung unserer Darmflora beigetragen. Manche Expert:innen sprechen von einem »verlorenen Mikrobiom« – bestimmte Bakterienarten, die über Jahrtausende Teil unserer inneren Ökologie waren, sind bei vielen Menschen komplett verschwunden und können durch die moderne Ernährung nicht wiederhergestellt werden.

Besonders besorgniserregend ist der Anstieg von Autoimmunerkrankungen in den letzten Jahrzehnten. Während diese Erkrankungen vor 100 Jahren noch selten waren, leiden heute etwa 5 bis 10 Prozent der Bevölkerung in Industrieländern an einer Form von Autoimmunität. Viele Forscher:innen sehen einen direkten Zusammenhang mit unserer veränderten Darmgesundheit und der gestörten Interaktion zwischen Mikrobiom und Immunsystem.

Faszinierend ist, dass Kulturen, die noch traditioneller leben, deutlich niedrigere Raten an den typischen westlichen Zivilisationskrankheiten aufweisen. Studien an Völkern wie den Hadza in Tansania oder den Yanomami im Amazonasbecken zeigen eine Darmflora mit außergewöhnlicher Diversität und praktisch keine Fälle von Adipositas, Typ-2-Diabetes oder chronisch-entzündlichen Darmerkrankungen. Ihr Leben ist geprägt von natürlicher Ernährung, regelmäßiger Bewegung, starken sozialen Bindungen und einem direkten Kontakt zur Natur.

Diese Beobachtungen zeigen uns deutlich, dass wir nicht dazu verdammt sind, krank zu werden. Unser Körper ist nicht defekt, er reagiert nur auf eine Umgebung, für die er evolutionär nicht ausgestattet ist. Die moderne Lebensweise hat uns in vielerlei Hinsicht Komfort und Sicherheit gebracht, aber auf Kosten unserer inneren Balance. Die gute Nachricht ist, dass wir nicht in Höhlen zurückkehren müssen, um gesund zu leben. Vielmehr können wir die Erkenntnisse über unsere evolutionäre Gesundheit nutzen, um bewusste Entscheidungen zu treffen. Entscheidungen, die unserem Körper und insbesondere unserem Darm helfen, wieder ins Gleichgewicht zu kommen. Es geht dabei nicht um Perfektion oder eine radikale Ablehnung aller modernen Errungenschaften. Vielmehr geht es darum, bestimmte Grundprinzipien in unseren Alltag zu integrieren:

- Eine vielfältige, pflanzenbasierte Ernährung mit minimalem Anteil an hochverarbeiteten Lebensmitteln
- Regelmäßige und moderate Bewegung, idealerweise in der Natur
- Bewusste Stresskontrolle und ausreichend Erholung
- Ausreichend Schlaf und Respekt vor unserem zirkadianen Rhythmus
- Kontakt zur Natur und den natürlichen Mikroben in unserer Umwelt
- Starke soziale Bindungen und Gemeinschaft

Der Schlüssel liegt in der bewussten Integration dieser Prinzipien in unseren modernen Alltag und nicht als kurzfristige Diät oder vorübergehendes »Detox-Programm«, sondern als nachhaltige Lebensweise. In einer Welt, die uns ständig fordert und oft überfordert, ist es essenziell, zu unseren Wurzeln zurückzukehren und einen Lebensstil zu pflegen, der unserem Körper und Geist gerecht wird. Die Wiederherstellung der Darmgesundheit ist dabei ein fundamentaler Schritt auf dem Weg zu mehr Energie, Klarheit und echter Gesundheit.

3. WARNZEICHEN STILLER ENTZÜNDUNGEN

Viele meiner Patient:innen kommen mit Symptomen zu mir, die auf den ersten Blick nicht zusammengehören: Müdigkeit, unreine Haut, Reizbarkeit, Verdauungsstörungen, Schlafprobleme, Gelenkschmerzen, depressive Verstimmungen. Sie waren beim Hausarzt, das Blutbild ist »unauffällig«, vielleicht etwas Eisenmangel, vielleicht ein zu niedriger Vitamin-D-Wert, aber nichts Dramatisches. Laut Befunden ist »alles in Ordnung«. Und doch ist nichts in Ordnung, denn unter der Oberfläche brennt es. In der Stuhl- und Labordiagnostik gibt es einige zentrale Marker, mit denen ich regelmäßig arbeite. Sie helfen mir zu erkennen, wo der Körper gerade im immunologischen Geschehen steht. Eine umfangreiche Mikrobiomanalyse reicht für ein vollständiges Bild nicht aus. Wir benötigen weitere wichtige Stuhlparameter, um einen Einblick in unsere Verdauungsleistung, Darmschleimhaut und unser darmassoziiertes Immunsystem zu bekommen.

Ein aufschlussreicher, aber oft unterschätzter Wert in der Stuhldiagnostik ist der Parameter »Verdauungsrückstände«. Der Name klingt unspektakulär, fast harmlos. Aber was sich dahinter verbirgt, ist ein Spiegel deiner Verdauungsleistung. In einem gesunden, kraftvollen Verdauungssystem wird das, was du isst, fein säuberlich zerlegt, aufgespalten, aufgenommen und verwertet. Es bleibt fast nichts übrig – das ist wirklich wahre Effizienz. Wenn aber im Stuhl vermehrt unverdaute Pflanzenfasern, Fettanteile oder gar Muskel- bzw. Bindegewebsreste vorhanden sind, ist das ein deutliches Zeichen dafür, dass dein Körper mit dem, was du ihm gibst, nicht richtig arbeiten kann. Auch der pH-Wert des Stuhls bietet wertvolle Informationen. Er sollte leicht sauer sein (idealerweise zwischen 6,0 und 6,5), was auf eine gesunde Fermentation durch nützliche Bakterien hinweist. Ein zu alkalischer pH-Wert kann auf Fäulnisprozesse hindeuten, während ein zu saurer Wert oft bei Gärungsprozessen auftritt. Beides kann auf eine Dysbiose hinweisen und sollte genauer untersucht werden. Die Interpretation all dieser Werte erfordert immer einen ganzheitlichen Blick. Ein einzelner erhöhter oder erniedrigter Wert erzählt selten die ganze Geschichte. Es geht um Muster, Zusammenhänge und das Gesamtbild. Oft sehe ich in meiner Praxis Patient:innen, bei denen ein Parameter isoliert betrachtet »im Normbereich« liegt, aber in Kombination mit anderen Werten und den klinischen Symptomen dennoch auf ein Problem hinweist. Das ist einer der Gründe, warum ich auf umfassende Stuhlanalysen setze und nicht auf einfache Standardtests. Eine detaillierte Untersuchung gibt uns nicht nur Informationen über den aktuellen Zustand des Darms, sondern erlaubt auch einen tiefen Blick auf die gesamte innere Gesundheit. Sie kann frühzeitig auf Probleme hinweisen, lange bevor diese zu manifesten Erkrankungen werden.

Was bedeutet das nun für dich? Erstens: Höre auf deinen Körper, auch wenn die Standardlaborwerte »unauffällig« sind. Müdigkeit, Verdauungsbeschwerden, Hautprobleme und Stimmungsschwankungen sind keine normalen Begleiterscheinungen eines modernen Lebens, sondern klare Hilferufe deines Körpers. Zweitens: Verstehe, dass unterschwellige Prozesse real und messbar sind, auch wenn sie nicht immer in den üblichen schulmedizinischen Tests auftauchen. Eine umfassende Stuhldiagnostik kann hier wertvolle Einblicke liefern und den Weg zur gezielten Therapie ebnen.

4. FETTSTUHL UND WEITERE STUHLMARKER

Ein häufiger Befund im Zusammenhang mit erhöhten Verdauungsrückständen ist der sogenannte Fettstuhl, in der Fachmedizin Steatorrhoe genannt. Du erkennst ihn meist an einem Stuhlgang, der eher glänzt oder schmiert, sich schwer abspülen lässt oder auf dem Wasser schwimmt. All das kann darauf hindeuten, dass Fette nicht vollständig aufgespalten wurden. Das hat fast immer mit einer eingeschränkten Funktion der Bauchspeicheldrüse oder der Gallenproduktion zu tun. Die Bauchspeicheldrüse ist ein erstaunliches Organ, das oft unterschätzt wird. Sie produziert lebenswichtige Verdauungsenzyme wie Amylasen (für Kohlenhydrate), Lipasen (für Fette) und Proteasen (für Eiweiße). Wenn die Bauchspeicheldrüse erschöpft ist, sei es durch chronischen Stress, Entzündungen, Nährstoffmängel oder übermäßigen und regelmäßigen Alkoholkonsum, kann sie diese Enzyme nicht mehr in ausreichender Menge produzieren. Die Nahrung wird dann unzureichend aufgeschlossen und bleibt teilweise unverdaut. Ein weiterer wichtiger Mitspieler in diesem Geschehen ist die Leber, die für die Produktion von Gallensäuren verantwortlich ist. Diese Gallensäuren sind essenziell für die Emulgierung von Fetten. Sie wirken wie ein natürliches Spülmittel, das die Fettmoleküle in kleine Tröpfchen aufspaltet, damit die Lipasen der Bauchspeicheldrüse sie effektiv verarbeiten können. Eine geschwächte Leberfunktion, ein Gallenstau oder ein unzureichender Gallenfluss können daher ebenfalls zu einer verminderten Fettverdauung führen. Die Verdauung von Fetten ist besonders wichtig, nicht nur weil sie eine wichtige Energiequelle darstellen, sondern auch weil viele essenzielle Nährstoffe fettlöslich sind – darunter die Vitamine A, D, E und K sowie zahlreiche Antioxidantien. Diese Nährstoffe sind dringend auf Fett angewiesen, damit sie vom Darm aufgenommen und verwertet werden können. Wenn die Fettverdauung beeinträchtigt ist, kann dies daher zu einem Mangel an diesen wichtigen Mikronährstoffen führen, selbst wenn sie in der Nahrung ausreichend vorhanden sind. Die Auswirkungen einer gestörten Fettverdauung gehen weit über den Darm hinaus. Da viele Hormone aus Fetten hergestellt werden, kann eine unzureichende Fettverdauung den Hormonstoffwechsel beeinträchtigen. Dies kann sich in einer Vielzahl von Symptomen äußern, von Müdigkeit und Antriebslosigkeit bis hin zu Stimmungsschwankungen und gestörten Schlafmustern. Eine besonders problematische Folge der eingeschränkten Fettverdauung betrifft, wie gerade beschrieben, die Aufnahme der fettlöslichen Vitamine. Diese Vitamine spielen zentrale Rollen im Körper. Vitamin D beispielsweise reguliert den Kalziumstoffwechsel und ist wichtig für das Immunsystem, Vitamin A ist essenziell für die Sehkraft und die Hautgesundheit, Vitamin E wirkt als Antioxidans und schützt Zellmembranen, während Vitamin K für die Blutgerinnung und die Knochengesundheit unerlässlich ist. Ein Mangel an diesen Vitaminen kann daher vielfältige gesundheitliche Probleme verursachen. Die gute Nachricht ist, dass eine beeinträchtigte Fettverdauung meist kein dauerhafter Zustand sein muss.

Mit dem richtigen Ansatz kann die Funktion der Bauchspeicheldrüse und der Leber unterstützt und die Verdauungsleistung verbessert werden. Dies umfasst:

- Die **Unterstützung der Bauchspeicheldrüse** durch bitterstoffhaltige Kräuter und Gemüsesorten wie Löwenzahn, Artischocken oder Radicchio, die die Enzymproduktion stimulieren können.
- Die **Stärkung der Leberfunktion** durch leberfördernde Kräuter wie Mariendistel, Artischocke und Kurkuma, die die Gallensäureproduktion unterstützen können.
- Die **temporäre Ergänzung** mit pflanzlichen oder tierischen Verdauungsenzymen, um die natürliche Enzymproduktion zu unterstützen.
- Eine **angepasste Ernährung** mit leichter verdaulichen Fetten in kleineren Portionen, um die Verdauungsorgane nicht zu überfordern.
- Die **gezielte Zufuhr von Mikronährstoffen** wie Zink, Magnesium und B-Vitaminen, die für die Enzymproduktion essenziell sind.
- **Stressreduktion und ausreichend Entspannung,** da chronischer Stress die Verdauungsfunktion erheblich beeinträchtigen kann.

In meiner Praxis erlebe ich immer wieder, wie sich die Verdauungsleistung und damit die gesamte Gesundheit durch diese gezielten Maßnahmen deutlich verbessern kann. Viele Patient:innen berichten nicht nur von einer normalisierten Stuhlkonsistenz, sondern auch von mehr Energie, besserer Haut und einem allgemein gesteigerten Wohlbefinden.

Wenn im Stuhl erhöhte Verdauungsrückstände nachweisbar sind, lohnt es sich immer, den Gesamtkontext zu erfassen und folgende Fragen abzuklären:

- Wie sieht der Pankreas-Elastase-1-Wert aus?
- Wie sehen die Gallensäuren aus?
- Gibt es Hinweise auf eine Dysbiose, die den Darm überlastet?
- Und was sagt die Leber, sowohl klinisch als auch energetisch?

Das Ziel ist nicht, nur »besser zu verdauen«, sondern das Ziel ist, vollständig zu leben. Dafür braucht dein System die Fähigkeit, aufzunehmen, was du ihm gibst – Nährstoffe, Impulse und Energie. Hier beginnt oft die eigentliche Heilung. Wenn wir anfangen, nicht mehr nur in Symptomen zu denken, sondern in Funktionalität. Wenn wir verstehen, dass ein glänzender Stuhl nicht nur ein Toilettenproblem ist, sondern ein Hinweis auf ein System, das dringend Unterstützung benötigt. In diesem Zusammenhang möchte ich weitere Stuhlparameter im Detail vorstellen, die uns wichtige Hinweise auf den Zustand der Darmschleimhaut und des Immunsystems geben können.

Calprotectin

Dieser Marker zeigt die Aktivität von bestimmten Immunzellen (neutrophilen Granulozyten) in der Darmschleimhaut. Er ist ein direkter Hinweis auf eine aktive Entzündung und kann schon bei leicht erhöhter Schleimhautreizung auffallen. Werte über 50 µg/g sind auffällig, deutlich erhöhte Werte können auch auf Morbus Crohn oder Colitis hindeuten, aber selbst »nur leicht« erhöhte Werte zeigen, dass hier bereits gekämpft wird. In meiner zertifizierten Ausbildung zur holistischen Darmtherapeutin, welche ich an meinem *Institut für Naturheilkunde und Ayurveda anbiete,* lernen meine Auszubildenden, dass bereits ein Wert von 20 µg/g kritisch zu betrachten ist, auch wenn er in der Schulmedizin im Normbereich liegt. Wir möchten GAR KEINE Granulozyten im Darm und ein bereits leichter erhöhter Calprotectin-Wert ist problematisch und bedarf einer Behandlung.

Alpha-1-Antitrypsin

Dieser Marker weist darauf hin, ob Immuneiweiße aus dem Blut durch eine gestörte Darmbarriere in den Stuhl übertreten. Ist dieser Wert erhöht, spricht das klar für eine durchlässige Schleimhaut und ein still aktiviertes Immunsystem, das schon Ressourcen verliert.

Sekretorisches Immunglobulin A (sIgA)

Das sekretorische Immunglobulin A – kurz sIgA – ist so etwas wie der Türsteher deiner Darmschleimhaut. Es ist ein Antikörper, der direkt auf der Schleimhaut liegt, wie eine hauchdünne, aber hochspezialisierte Schutzschicht. Seine Aufgabe ist beeindruckend. SIgA neutralisiert Bakterien, Viren, Toxine, Nahrungsbestandteile, kurz gesagt alles, was potenziell stressig oder gefährlich sein könnte. Es bindet, bevor es zur Immunreaktion kommt. Ein ausgeglichener sIgA-Wert bedeutet, dass dein Immunsystem präsent, klar, wach, aber nicht panisch ist. Viele denken, sIgA sei einfach ein Abwehrmarker – je mehr, desto besser. Aber das stimmt nur bedingt. In Wahrheit ist sIgA ein sehr sensibler Immunanzeiger; er reagiert nicht nur auf Krankheit, sondern auch auf emotionale, toxische oder nervliche Überlastung, und vor allem ist er auch ein indirekter Entzündungsmarker. Was viele nicht wissen, ist, dass ein erhöhter sIgA-Wert zeigt, dass der Körper sich aktiv im Abwehrmodus befindet. Er befindet sich also im Alarmzustand. Er kämpft gegen Keime, gegen Toxine und gegen Entzündungen. Das klingt erst einmal gut, aber es bedeutet auch, dass der Organismus im Dauerstress ist. Das Feuer brennt. Oft sind bei diesen Patient:innen auch andere Marker auffällig, zum Beispiel Calprotectin oder Zonulin, und sie berichten über typische Symptome wie Reizdarm, Nahrungsmittelreaktionen, Erschöpfung, Hautprobleme oder Gereiztheit.

Ein niedriger sIgA-Wert hingegen signalisiert Erschöpfung. Hier hat das Immunsystem längst den Rückzug angetreten. Es hat zu lange gekämpft, zu viele Reize und zu wenig Unterstützung bekommen. Die Schleimhaut ist dann wie ein offenes Scheunentor. Sämtliche Stoffe – nicht nur Nährstoffe, sondern vor allem toxische Stoffe, Allergene, unverdaute Nahrungsbestandteile und schädliche Substanzen – dringen durch die Darmschleimhaut. Das ist der Zustand, in dem die meisten Menschen chronisch »funktionieren«, ohne zu merken, dass ihre erste Schutzlinie bereits aufgegeben hat. Ich erkläre gerne, dass ein erhöhter sIgA sagt: »Ich verteidige mich mit letzter Kraft.« Ein niedriger sIgA sagt: »Ich habe die weiße Fahne gehisst.« In beiden Fällen braucht dein Körper Unterstützung, aber auf sehr unterschiedliche Weise. Beim erhöhten Wert geht es um Beruhigung, Entzündungs- und Reizreduktion. Beim erniedrigten Wert geht es um Stärkung, Aufbau, Stabilisierung und oft auch um emotionale Regulation, denn gerade chronischer Stress und ungelöste Konflikte drücken das sIgA massiv in den Keller. Diese Prozesse beeinflussen übrigens nicht nur den Bauch, sie beeinflussen auch massiv unser Gehirn. Entzündliche Botenstoffe (Zytokine) überschreiten die Blut-Hirn-Schranke und beeinflussen dort die Bildung von Neurotransmittern. Besonders betroffen sind Serotonin, Dopamin und GABA, also genau die Botenstoffe, die uns stabil, ruhig, wach und lebensfroh machen. Studien zeigen einen direkten Zusammenhang zwischen erhöhtem CRP und IL-6 im Blut und Symptomen von Depression und Erschöpfung.

Ich erinnere mich an einen Mann Mitte 30, erfolgreicher IT-Projektleiter, sportlich, scheinbar gesund und trotzdem chronisch müde, ständig gereizt, schlechter Schlaf, Hautprobleme und Libido weg. Alle Blutwerte waren »normal« und dennoch spürte er, dass etwas nicht stimmte. Die Stuhlanalyse lieferte folgendes Ergebnis: Calprotectin leicht erhöht, Zonulin erhöht, sIgA niedrig, Pankreas-Elastase grenzwertig. Der Körper war im stillen Krieg. Und der Geist? Mittendrin. Nach ein paar Monaten gezielter Aufbauarbeit über Schleimhaut, Mikrobiom, Nährstoffe und Nervensystem kam er in die Praxis, sah mich an und sagte lächelnd: »Ich fühle mich wieder wie ich.« Und genau darum geht's - es geht um dein Gefühl, dein Feuer und deine Lebensqualität.

5. ECHTE VORSORGE BEGINNT IM DARM

An dieser Stelle möchte ich betonen, dass es in der Stuhl- und Mikrobiomdiagnostik viele faszinierende, hoch relevante Parameter gibt. Es würde jedoch den Rahmen dieses Buches sprengen, jeden einzelnen detailliert zu erklären – von Gärungs- und Fäulnisflora über Schleimhautimmunität, pH-Wert, kurzkettige Fettsäuren, Gallensäuren, Enzymaktivität bis hin zu pathogenen Keimen. Jeder einzelne Parameter dieser Werte erzählt eine Geschichte über deinen Körper. In meiner Praxis arbeite ich mit all diesen Bausteinen – individuell, zielgerichtet und immer im großen Zusammenhang.

Dazu zählen auch **zwei Bereiche,** die allerdings oft übersehen werden:

Parasiten – ja, auch bei uns in Mitteleuropa! Gerade bei unklaren Verdauungsbeschwerden, chronischer Müdigkeit, Energiemangel oder Autoimmunprozessen zeigen sich in vielen Fällen parasitäre Belastungen, die im Standardlabor nicht erfasst werden. Das reicht von Blastocystis hominis über Giardia bis zu Entamoeba histolytica – kleine Mitbewohner, die enorme Auswirkungen haben können.

Und **Glutenunverträglichkeit,** die so viel mehr ist als »Ich vertrage kein Brot«. Ich meine hier nicht nur Zöliakie, sondern auch die viel häufigere, oft schleichende Nicht-Zöliakie-Glutensensitivität, die das Mikrobiom, die Darmschleimhaut und sogar das Nervensystem beeinflussen kann.

Doch bei aller diagnostischen Fülle gibt es ein Thema, das mir besonders am Herzen liegt, weil es notwendig ist, darüber zu sprechen. Es geht um Darmkrebs.

Ich sage es ganz offen: Wir müssen aufhören zu glauben, dass eine Darmspiegelung die beste Vorsorge ist, die wir in Anspruch nehmen können. Denn eine Darmspiegelung ist keine Vorsorge, sondern eine Momentaufnahme bzw. visuelle Bestandsaufnahme, um zu sehen: »Ist da Krebs – ja oder nein?« Sie zeigt jedoch nicht, wie sich eine Entartung entwickelt. Sie erkennt nicht, wie lange die Schleimhaut vielleicht schon überfordert ist und sie sagt nichts über Immunaktivität, Schleimhautreizung oder beginnende Zellveränderung. Sie erkennt das Ergebnis, nicht aber den Prozess.

Was aus meiner Sicht zur echten Vorsorge gehört – und das sage ich mit aller fachlichen Klarheit –, ist eine frühe, präzise, ganzheitliche Stuhldiagnostik, die **mindestens drei Marker** umfasst:

- **Tumor M2-PK:** ein hochempfindlicher Marker, der bei Zellveränderungen im Darm anspringt, oft lange bevor etwas in der Darmspiegelung sichtbar ist.
- **Hämoglobin-Haptoglobin-Komplex:** zeigt mikroskopische Blutbeimengungen, die mit bloßem Auge nicht erkennbar sind und sehr früh auf Entzündungs- oder Karzinomprozesse hinweisen können.

- **Serum-Albumin im Stuhl:** ebenfalls ein Hinweis auf eine gestörte Schleimhautbarriere oder beginnende Leckage von Eiweißen, wie sie bei chronischen Reizungen vorkommen, zum Beispiel durch Polypen, Entzündungen oder frühe Entartungen.

Und nein, das ersetzt nicht die medizinische Diagnostik, wenn ein begründeter Verdacht besteht, aber es komplettiert sie. Es schärft den Blick, warnt frühzeitig und verhindert, dass Krankheit überhaupt entstehen muss. Wenn du beim Lesen gespürt hast, wie viel Kraft, Komplexität – und auch Hoffnung – in all diesen Themen steckt, dann ahnst du vielleicht schon, dass das mehr als nur ein Buch ist. Es ist ein Weg zurück zu dir selbst.

Genau aus diesem Grund habe ich vor einigen Jahren mein *Institut für Naturheilkunde und Ayurveda* (INA) gegründet. Dort biete ich mit meinem Team mehrere zertifizierte und staatlich zugelassene Online-Ausbildungen im Bereich der ganzheitlichen Darmgesundheit an – fundiert, lebendig und ganzheitlich. Meine Ausbildungen zur Fachberaterin für integrative Darmgesundheit, zur holistischen Darmtherapeutin und zum psychologischen Ayurveda Soul Coach entsprechen den höchsten Qualitätsstandards und wurden offiziell von der *Zentralstelle für Fernunterricht* (ZFU) zugelassen. Für Therapeutinnen, Coachinnen und Gesundheitsberaterinnen, aber auch für alle Menschen, die selbst Verantwortung für ihre Gesundheit übernehmen wollen, bieten wir einen umfassenden Weg, tiefes Wissen über den Darm zu erlangen und damit echte Gesundheitskompetenz aufzubauen.

KURZER BREAK

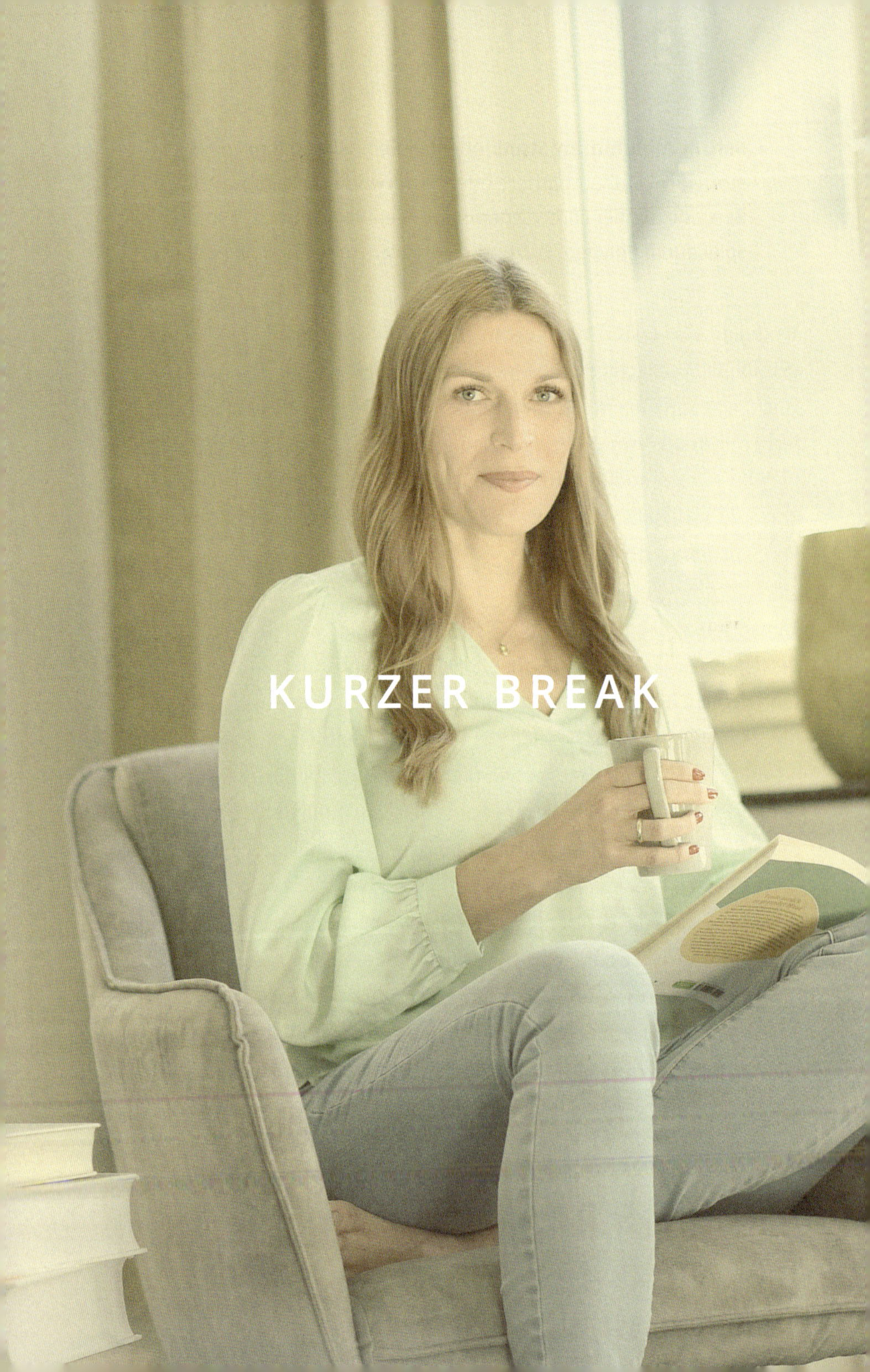

Nun sitze ich mit meinem Tee – kein Fenchel, heute ist es Mariendistel –, in unserem wundervoll blühenden Garten und lese, was ich bisher geschrieben habe. Ich spüre, wie tief mich dieses Thema immer noch berührt, auch nach all den Jahren, all meinen Erfahrungen, jedem Gespräch, jeder Stuhlanalyse, die mir gezeigt hat, dass unser Körper nicht lügt. Er spricht, er zeigt, er spiegelt und er trägt oft viel mehr, als wir ihm je zugetraut haben.

Beim Schreiben dieses Buches habe ich mich oft selbst dabei ertappt, wie mein Herz still wurde, während meine Finger tippten, weil ich weiß, es geht um so viel mehr als um Gesundheit. Es geht um Wahrheit, um das, was unter der Oberfläche liegt und das, was wir viel zu lange nicht sehen wollten. Vielleicht weil es unangenehm ist und vielleicht weil niemand uns beigebracht hat, wie man wirklich hinhört.

Und jetzt … sind wir hier. Du und ich. Du als Leser:in und ich als Wegbegleiterin. Ich wünsche mir, dass du dir an diesem Punkt einen Moment Zeit nimmst, um einmal in dich hineinzufühlen: Was hat dich bisher berührt? Was hast du vielleicht zum ersten Mal verstanden? Wo ruft dein Körper nach deiner Aufmerksamkeit?

Wir sind mitten auf dem Weg. Bald wird es wieder konkreter und noch mal etwas fachlicher. Aber jetzt darf es für einen Moment leise sein. Ein kurzer Blick nach innen; ein kleiner Dank an deinen Körper. Ein stilles Versprechen an dich selbst, dass du bereit bist, dein Leben gesund zu führen – von innen heraus. Wenn du soweit bist, lernen wir nun die nächste große Heldin deiner Gesundheit im Detail kennen, nachdem wir schon einige Male über sie gesprochen haben: die Leber. Die, die stille Regisseurin deiner Entgiftung, Energie und inneren Balance ist.

6. DIE LEBER: ZENTRUM DER ENTGIFTUNG

Wenn es im Körper ein Organ gibt, das jeden Tag für dich arbeitet, ohne je nach Dank zu fragen, dann ist es die Leber. Sie filtert, neutralisiert, wandelt um, speichert, produziert, entsorgt, reguliert und zwar rund um die Uhr, ohne Pause und ohne Klage. Weil sie so zuverlässig funktioniert, wird sie oft übersehen. Die Leber ist nicht laut und sie schmerzt nicht. Sie macht keinen Lärm wie ein rebellischer Magen und sie bläht sich nicht auf wie ein gestresster Darm. Sie juckt nicht wie eine überforderte Haut. Sie leidet still, aber tief. Die Leber ist das zentrale Entgiftungsorgan deines Körpers. Alles, was du isst, einatmest, aufträgst oder fühlst, landet früher oder später in ihrem System. Sie prüft, ob der Stoff brauchbar ist, zerlegt Toxine in unschädliche Einzelteile, deaktiviert überschüssige Hormone, bindet Schwermetalle, wandelt Ammoniak um und speichert Nährstoffe, und das in einem hochkomplexen Prozess aus zwei Phasen der Entgiftung, enzymatischen Kaskaden und biochemischer Präzisionsarbeit. All das funktioniert, solange sie kann. Aber was passiert, wenn wir sie über Jahre hinweg überfordern? Unsere moderne Welt konfrontiert die Leber täglich mit einer Flut an Herausforderungen. Medikamente, Schmerzmittel und hormonelle Verhütung müssen ebenso verarbeitet werden wie Alkohol, Zucker und Konservierungsstoffe. Dazu kommen Kosmetika, Umweltgifte und Mikroplastik. Und vor allem emotionaler Dauerstress, denn auch Stresshormone wie Cortisol werden über die Leber abgebaut. Wenn die Leber überlastet ist, schafft sie es nicht mehr, alles sauber zu filtern. Und was passiert dann? Nicht ausgeleitete Toxine werden eingelagert. Hormone, die ausgeschieden werden sollten, zirkulieren weiter im Blut. Die Verdauung stockt, weil Gallensäuren fehlen. Der Körper wird »trübe«, müde und träge.

»Wenn du das Gefühl hast, dass du im Nebel bist, könnte es sein, dass deine Leber durch den Dunst nicht mehr hindurch kommt.«

Ein entscheidender Bestandteil der Leberfunktion sind die Gallensäuren. Sie werden in der Leber produziert und über die Gallenblase in den Dünndarm abgegeben. Dort sorgen sie nicht nur für die Emulgierung von Fetten, also die Vorbereitung auf ihre Verdauung, sondern auch für eine antimikrobielle Wirkung, indem sie krankmachende Keime in Schach halten. Sie steuern zudem deine Darmflora und wirken wie ein Dirigent für bestimmte Bakterienstämme. Darüber hinaus ermöglichen sie eine direkte Kommunikation mit deinem Mikrobiom über Rezeptoren, die Einfluss auf Entzündung, Stoffwechsel und Insulinsensitivität haben. Besonders wichtig ist auch ihre Funktion bei der Regulation deiner Darmperistaltik, also der natürlichen Bewegung deiner Darmmuskulatur.

Neuere Forschungen zeigen, dass Gallensäuren weit mehr sind als nur Fettverdauungshelfer. Sie fungieren als Signalmoleküle, die über spezifische Rezeptoren in verschiedenen Geweben wirken. Die bahnbrechenden Studien von Hofmann und Hagey aus dem Jahr 2014 enthüllten, dass Gallensäuren die Expression zahlreicher Gene beeinflussen können, die an der Glukose- und Lipidregulation beteiligt sind. Dies erklärt, warum Störungen im Gallensäurehaushalt oft mit Stoffwechselkrankheiten wie Typ-2-Diabetes und Fettlebererkrankungen einhergehen. Wenn die Gallensäuren fehlen, sei es durch Leberüberlastung, Gallenstau oder chronische Unterfunktion, wird nicht nur die Fettverdauung problematisch. Auch der Stuhl verändert sich, Bakterien verschieben sich in die falschen Abschnitte, es entstehen Fehlbesiedlungen, Blähungen, Entzündungen und dein gesamter Stoffwechsel verliert an Effizienz. Ein faszinierender Aspekt ist die Wechselwirkung zwischen Gallensäuren und Darmmikrobiom. Bestimmte Bakterien im Darm können primäre Gallensäuren in sekundäre umwandeln, die dann andere Wirkungen im Körper entfalten. Die Arbeiten von Ridlon und Kolleg:innen aus dem Jahr 2020 haben gezeigt, dass diese bakteriell modifizierten Gallensäuren starke entzündungshemmende oder -fördernde Eigenschaften haben können. Diese Erkenntnis eröffnet neue therapeutische Ansätze bei chronisch-entzündlichen Darmerkrankungen. Kurz gesagt, ohne Gallensäuren ist dein Darm nicht vollständig funktionstüchtig, und ohne eine gesunde Leber gibt es keine gesunde Gallensäureproduktion.

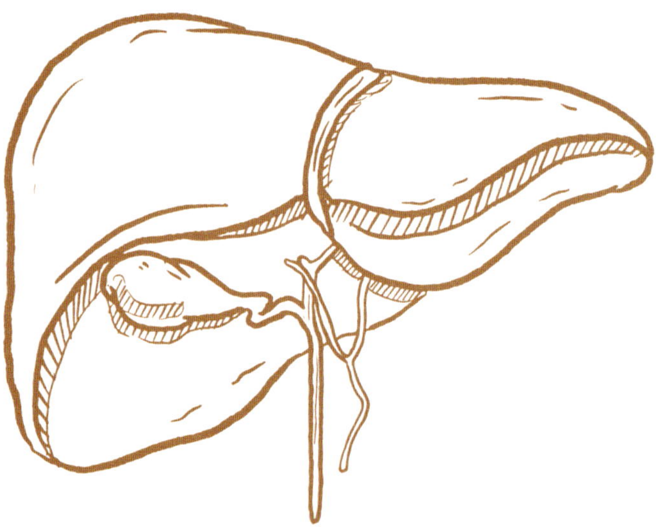

Wenn ich über die Leber spreche, spreche ich nicht nur über Entgiftung, ich spreche über Zuwendung. Denn kaum ein Organ reagiert so fein auf Lebensstilveränderung wie sie. Die Leber liebt es, wenn du regelmäßig isst. Sie freut sich, wenn du bittere Pflanzenstoffe wie Artischocke, Löwenzahn, Mariendistel oder Kurkuma in deine Ernährung integrierst. Sie gedeiht, wenn du ihr nachts Ruhe gibst, denn zwischen 1 und 3 Uhr ist ihre Hauptregenerationszeit und sie blüht auf, wenn du ihr das gibst, was wir alle brauchen: Zeit, Wärme und Vertrauen. Eine besonders wirksame Unterstützung für die Leber bietet Silymarin, der Hauptwirkstoff der Mariendistel. Mehrere klinische Studien, darunter die Arbeiten von Abenavoli und Kolleg:innen aus dem Jahr 2018, belegen die leberschützenden und -regenerierenden Eigenschaften dieser Pflanze. Silymarin stabilisiert die Zellmembranen der Leberzellen, fördert die Produktion von Glutathion – dem wichtigsten körpereigenen Antioxidans – und unterstützt die Proteinsynthese, was die Regeneration des Lebergewebes beschleunigt. Die traditionelle Heilkunde kennt seit Jahrhunderten auch andere Leberunterstützer - die Artischocke mit ihren Bitterstoffen Cynarin und Chlorogensäure verbessert nachweislich den Gallenfluss; Löwenzahn enthält Taraxacin, das die Verdauungssäfte anregt; und Curcumin aus der Kurkumawurzel wirkt stark entzündungshemmend und antioxidativ. Eine überlastete Leber macht müde, reizbar, unruhig und auch emotional instabil. Eine regenerierte Leber führt dich zurück in deine Klarheit, Konzentration und Kraft. Daher gehört zu einer wirklich guten holistischen Darmtherapie und -gesundheit immer auch die Lebergesundheit. Die Leber ist nicht nur ein Entgiftungsorgan, sie ist auch ein emotionales Speicherorgan. Die traditionelle chinesische Medizin kennt diesen Zusammenhang seit Jahrtausenden und ordnet der Leber Emotionen wie Wut, Frustration und unterdrückte Gefühle zu. Moderne Forschungen bestätigen diese Verbindung auf biochemischer Ebene. Stresshormone wie Cortisol werden in der Leber metabolisiert, und chronischer Stress kann zu einer erhöhten Freisetzung von proinflammatorischen Zytokinen führen, die wiederum die Leberfunktion beeinträchtigen. Besonders interessant ist die Rolle der Leber im zirkadianen Rhythmus. Studien von Reinke und Asher aus dem Jahr 2016 haben gezeigt, dass die Leber eine eigene innere Uhr besitzt, die den Metabolismus über den Tag hinweg reguliert. Störungen dieses Rhythmus – etwa durch Nachtarbeit oder unregelmäßige Mahlzeiten – können die Entgiftungsfunktion und den Glukosestoffwechsel beeinträchtigen und langfristig zu metabolischen Erkrankungen führen. Die gute Nachricht ist, dass die Leber ein außergewöhnlich regenerationsfähiges Organ ist. Anders als bei anderen Organen können Leberzellen sich komplett erneuern. Selbst wenn bis zu 75 Prozent der Leber geschädigt sind, kann sie sich bei richtiger Unterstützung vollständig erholen. Diese bemerkenswerte Fähigkeit erklärt, warum Lebensstilveränderungen und natürliche Unterstützungsstrategien oft so wirksam sein können.

Ich erinnere mich an eine Klientin, eine Führungskraft Anfang 40, die in einem großen Unternehmen tätig war. Sie kam zu mir mit diffusen Symptomen: ständige Müdigkeit, Konzentrationsprobleme, Hautausschläge und nächtliches Aufwachen zwischen 1 und 3 Uhr morgens. Ihre Standardblutwerte waren alle im Normbereich, aber ihr Stuhlbefund zeigte erhöhte Gallensäurewerte, Verdauungsrückstände und einen daraus resultierenden Fettstuhl. Nach einem dreimonatigen Programm mit gezielter Leberentlastung – Bitterkräuter, Ernährungsumstellung, intermittierendes Fasten und emotionale Arbeit – kehrte nicht nur ihre körperliche Energie zurück, sondern auch ihre berufliche Entscheidungsfreude und emotionale Belastbarkeit. Denke daran, dass eine gesunde Leber nicht nur für deine körperliche, sondern auch für deine emotionale und geistige Gesundheit entscheidend ist. Sie ist der Schlüssel zu einem wachen Geist, einem ausgeglichenen Energieniveau und einer effektiven Entgiftung – dem Fundament echter Vitalität.

7. DER DARM-LEBER-KREISLAUF

Es ist irgendwie verrückt, oder? Da leben Darm und Leber nebeneinanderher, als wären sie bloß Nachbarn im gleichen Mietshaus, dabei sind sie in Wirklichkeit ein eingespieltes Team, oder sagen wir lieber ein altes Ehepaar. Die eine räumt auf, der andere will endlich mal zur Ruhe kommen, aber irgendwie fliegt der ganze Haushalt auseinander, wenn einer von beiden nicht mitmacht. Die Leber, dieses unfassbar geduldige Organ, produziert rund um die Uhr Gallensäuren, entgiftet Blut, reguliert Hormone, zerlegt Medikamente, Alkohol, Stresshormone, Farbstoffe, Duftstoffe, Kosmetik und auch Emotionen, die du unterdrückst, landen irgendwann da. In kleinen biochemischen Paketen, die niemand anders haben wollte. Und während die Leber still arbeitet, sagt der Darm: »Ey, ich muss das alles rausbringen. Jetzt! Sonst haben wir ein Problem.« Genau das ist der Punkt. Denn solange dein Darm überfordert, entzündet oder durchlässig ist, kann die Leber schuften, wie sie will – das meiste bleibt stecken. Die Gifte kommen nicht raus, sondern drehen noch eine Ehrenrunde durch deinen Körper, werden wieder ins Blut aufgenommen und landen zurück bei ihrer Lieblingskollegin, der Leber, die dann denkt: »Das hier hatte ich doch schon erledigt …« Das ist ein schleichender und gefährlicher Kreislauf.

Doch dies spürst du nicht direkt. Du merkst es an Erschöpfung, Brain Fog, unreiner Haut, einem gereizten Bauch oder daran, dass du ständig das Gefühl hast: »Ich habe so viel getan, aber mein Körper bleibt müde.« Dabei willst du endlich wieder klar im Kopf sein, dich leicht fühlen und bei dir sein. Dafür müssen Leber und Darm wieder miteinander sprechen lernen. Das bedeutet nicht, dass du jetzt für drei Wochen nur noch Selleriesaft trinken oder in den Wald ziehen musst. Es heißt, du darfst anfangen, deinem Körper genau das zu geben, was er vermisst und braucht und das sind vor allem Rhythmus, Ruhe, Ballaststoffe und Bitterstoffe. Ein bisschen weniger Reize, ein bisschen mehr echten Halt und vielleicht wieder einen Stuhlgang, der nicht wie ein halbgares Theaterstück daherkommt, sondern wie ein klarer Abschluss. Eine Entlastung für den Darm, für die Leber und natürlich für dich. Gesundheit ist kein Endziel. Sie ist ein inneres Milieu und wenn du das wiederherstellen willst, dann dürfen Leber und Darm ihre Plätze im Orchester neu einnehmen. Nicht mit Pauken und Trompeten, sondern mit Gefühl, mit Präzision und mit dir als Dirigent. Ich kann gar nicht sagen, wie oft ich früher mit einem brennenden Gesicht vor dem Spiegel stand. Neurodermitis, die glühte, als hätte jemand ein Lagerfeuer auf meiner Haut entfacht. Nicht selten fühlte ich mich, als würde mein Körper »kochen«. Ich spreche nicht von Jucken und Rötungen, sondern ich fühlte mich innerlich überhitzt. Ich konnte damals nicht greifen, was wirklich los war, aber mein Körper wusste es längst:

»Da will etwas raus und ich schick's jetzt über die Haut.«

Rückblickend ist es so klar wie ein Sommerhimmel. Meine Leber war voll bis obenhin. Sie hatte mit allem, was ich jahrelang geschluckt hatte, zu tun – im wahrsten Sinne des Wortes. Medikamente, viel zu viel Alkohol, Emotionen, Stress, Hormonreste – das ganze Paket. Doch weil mein Darm und meine Leber zu dem Zeitpunkt nicht mehr konnten, übernahm meine Haut. Das war nicht nur eine »Hautkrankheit«. Es war eine Überdruckreaktion. Mein System war zu heiß, zu voll und zu aufgestaut. Das ist ein Phänomen, das wir in der Naturheilkunde gut kennen – wir nennen es »innere Hitze«. Diese Leberhitze, wie man sie in der TCM oder im Ayurveda nennt, ist keine esoterische Floskel.

Es ist das Gefühl, wenn dein Kopf ständig raucht, deine Haut brennt, du gereizt bist, leicht wütend, unruhig, nachts schlecht schläfst, schwitzt, zu Pickeln oder Ausschlägen neigst. Die Leber feuert, weil sie nicht mehr anders kann, und meine Haut war nur die sichtbare Oberfläche dieser Flammen. Erst als ich begann, mich nicht mehr gegen meinen Körper zu richten, sondern mit ihm zu arbeiten, wurde es besser.

Als ich verstand, dass ich nicht die »kranke Haut« bin, sondern eine Frau mit einem System, das völlig überlastet war, wurde plötzlich alles anders. Ich fing an, meine Leber zu unterstützen, meinen Darm zu entlasten und Emotionen zu fühlen, statt sie wegzupacken. Und die Flammen? Sie wurden weniger und weniger. Die Hitze wich der Klarheit und meine Haut – ja, sie wurde Stück für Stück ruhiger. Wenn du spürst, dass deine Leber müde ist, überfordert oder still rebelliert, braucht sie keine harte Detox-Kur. Sie braucht dich, und zwar nicht als Antreiber, sondern als Verbündeter. Sie will es bitter. Sie will Rhythmus. Sie will, dass du nachts schläfst und nicht noch drei To-do-Listen schreibst. Sie will bitteres Gemüse statt Dauerhunger auf Zucker und sie will, dass du richtig und langsam atmest.

Ich verrate dir später, was du tun kannst, um deine Leber zu unterstützen. Nicht als ein strenges Pflichtprogramm, sondern als Einladung zurück in die Verbindung mit deinem Körper und zurück in deine Lebenskraft. Und weil ich weiß, wie voll dein Alltag wahrscheinlich ist und wie viele Informationen du aufsaugst, habe ich am Ende dieses Buches eine Übersicht mit Maßnahmen, Ideen, Tools und meinen Lieblingsimpulsen erstellt, sodass du dir deine ganz persönlichen Rosinen rauspicken kannst. Nicht alles passt für jeden, aber es gibt immer das eine, das für dich passt, und das findest du – ganz sicher.

Zurück zur Leber. Sie ist kein Organ, das du mal eben reparierst und dann läuft der Laden wieder. Sie ist wie eine fleißige, aber sensible Freundin, und sie will verstanden werden. Was sie wirklich liebt, ist das, was wir in unserem stressigen Alltag so oft übergehen. Sie will, wie bereits geschrieben, Ruhe, Rhythmus, Bitterstoffe und das Gefühl, nicht ständig alles allein machen zu müssen. Du musst dir vorstellen, dass die Leber gleichzeitig dein Detox-Center, deine Hormon-Zentrale, deine Stoffwechsel-Schaltstelle und dein emotionaler Filter ist. Sie hat so viele Aufgaben, dass sie eigentlich rund um die Uhr Applaus verdienen würde. Aber anstatt sie zu feiern, machen wir's ihr oft schwer. Wir essen unregelmäßig, konsumieren viel zu viel Zucker, Alkohol und Medikamente, haben Kosmetikrückstände, Stress, unterdrückte Gefühle und wollen immerzu funktionieren.

Wenn du deine Leber wirklich unterstützen willst, dann braucht sie deine Zuwendung. Es gibt ein paar alte Hausmittel, die die Naturheilkunde seit Jahrtausenden kennt und die heute mehr denn je zum Einsatz kommen dürfen - wie die Bitterstoffe. Sie sind sowas wie Yoga für deine Leber. In Löwenzahn, Artischocke, Mariendistel, Schafgarbe oder Kurkuma stecken Verbindungen, die deine Leber daran erinnern, was sie eigentlich kann: fließen, filtern, klären. Du kannst diese Bitterstoffe als Tee trinken, als Tinktur einnehmen oder – noch besser – sie regelmäßig essen. Eine Handvoll Radicchio im Salat, ein bisschen Löwenzahn aus dem Garten, ein Stück Grapefruit zum Frühstück oder ein Schluck Bitterwasser vor dem Essen. All das weckt die Leber auf, regt die Gallensäureproduktion an und hilft der Verdauung, in Schwung zu kommen. Es gibt viele einfache Wege, deinen Körper zu unterstützen, ohne dass du dafür dein Leben komplett umkrempeln musst. Kleine, beständige Veränderungen machen oft den größten Unterschied.

Wenn du deiner Leber etwas Gutes tun möchtest, fang mit dem an, was dir machbar erscheint. Vielleicht ein Glas warmes Zitronenwasser am Morgen, ein frühes Abendessen oder eine Woche ohne Alkohol und Zucker. Du wirst erstaunt sein, wie schnell dieses unermüdliche Organ auf deine Zuwendung reagiert. Eine meiner Lieblingsübungen für die Leber ist simpel, aber wirkungsvoll: Lege dich auf den Rücken, atme tief in den Bauch und stell dir vor, wie mit jedem Atemzug frische, kühle Luft in deinen Bauchraum strömt und deine Leber sanft umspült. Lass bei jedem Ausatmen los, was deine Leber nicht mehr tragen muss. Diese einfache Visualisierung, verbunden mit bewusster Atmung, hilft dir, die Leberdurchblutung zu verbessern und Spannungen zu lösen.

Erinnere dich, es geht nicht um Perfektion oder darum, alles auf einmal zu verändern. Es geht darum, anzufangen. Jeden Tag ein bisschen mehr Bewusstsein, ein bisschen mehr Mitgefühl für deinen Körper und die unglaubliche Arbeit, die er Tag für Tag für dich leistet. In meiner Praxis beobachte ich immer wieder, wie Menschen aufblühen, wenn sie verstehen, dass ihre Symptome, ob Hautprobleme, Verdauungsbeschwerden oder Erschöpfung, nicht gegen sie gerichtet sind, sondern Hilferufe eines Systems, das Unterstützung braucht. Diese Erkenntnis allein kann bereits der Beginn (d)einer Heilungsreise sein. Nimm dir die Zeit, die du brauchst. Höre auf deinen Körper und respektiere seine Grenzen. Und vor allem sei geduldig mit dir selbst. Heilung ist kein linearer Prozess, sondern ein Tanz zwischen Fortschritt und Rückschritten, zwischen Einsicht und Verwirrung. Aber mit jedem Schritt, den du in Richtung Selbstfürsorge gehst, wird dein System stabiler, klarer und vitaler.

8. ENTLASTUNGSSTRATEGIEN FÜR DARM UND LEBER

Es ist eigentlich fast unfair, was wir unseren Hormonen alles anlasten. Da ist der Zyklus zu kurz, da kommt die Haut nicht zur Ruhe, die Stimmung hängt am seidenen Faden, die Libido winkt müde aus dem Off und wir sagen: »Es sind halt die Hormone.« Aber in Wirklichkeit sind die Hormone häufig gar nicht das Problem. Sie sind nur der Bote einer tieferliegenden Überforderung. Oft beginnt diese Überforderung dort, wo wir sie nicht vermuten. Na klar, in der Leber und im Darm.

Die Leber ist dafür zuständig, überschüssige Hormone, allen voran Östrogen, zu inaktivieren. Sie macht sie also »harmlos«, damit sie über die Galle in den Darm gelangen und ausgeschieden werden können. Wenn aber die Leber überfordert ist oder der Darm nicht richtig funktioniert, passiert etwas, das viele nicht auf dem Schirm haben. Diese Hormone werden nicht ausgeschieden, sondern gelangen über die Darmwand zurück ins Blut. Sie zirkulieren weiter, obwohl sie längst »entsorgt« sein sollten. Das ist der Punkt, an dem viele Frauen anfangen zu denken: »Ich bin irgendwie nicht mehr ich.«

Das nennt man Östrogendominanz und nein, das bedeutet nicht, dass du zu viel Östrogen produzierst, sondern dass dein Körper es nicht loswird. Das kann sich durch Wassereinlagerungen, Spannungsgefühle in der Brust, schmerzhafte oder unregelmäßige Menstruation, depressive Phasen vor der Periode, Gewichtszunahme trotz bewusster Ernährung, unerklärliche Erschöpfung oder ein Gefühl von innerer Unruhe, das du nicht zuordnen kannst, zeigen. An dieser Stelle wird's spannend, denn viele Frauen greifen dann zu Hormonpräparaten, versuchen, irgendetwas auszugleichen oder »in Balance zu bringen«.

Dabei wäre der naheliegende Schritt, den Darm und die Leber zu entlasten, denn wenn die Ausleitung funktioniert, regelt sich das hormonelle Gleichgewicht oft von selbst.

Ich erinnere mich an eine Klientin Anfang 40, erfolgreiche Businessfrau, top organisiert, aber innerlich komplett am Limit. Sie kam mit PMS-Symptomen zu mir, die sich angefühlt haben wie eine Vorstufe zur Apokalypse. Wutausbrüche, dann Weinen, dann wieder Durchhalteparolen, Hautprobleme, Schlafstörungen, keine Lust mehr auf Sex, ständiger Heißhunger. Klassisch hormonell? Ja, aber eben nicht im Kern. Wir haben eine Stuhlanalyse durchgeführt, die Leber mit ins Boot geholt, sie wieder in Rhythmus gebracht und weißt du, was innerhalb von drei Monaten passiert ist? Ihre PMS-Symptome gingen deutlich zurück, ihr Schlaf und ihre Libido wurden besser und der Heißhunger weniger. Manchmal kann ich solche Erfolge selbst kaum glauben, doch unser Körper ist und bleibt ein großes Wunderwerk.

Hormone sind wie Musiker in deinem inneren Orchester, aber wenn die Leber die Noten nicht lesen kann und der Darm die Bühne verwüstet, klingt das Ganze eben schräg. Wenn aber alle ihre Rollen kennen und wenn Leber, Darm und Hormone sich nicht mehr gegenseitig blockieren, sondern einander unterstützen, entsteht wieder Harmonie – in deinem Körper, in deinem Kopf und letztlich in deinem ganzen Leben. Was viele immer unterschätzen oder gar nicht wissen, ist, dass unsere Darmgesundheit nicht nur den Hormonspiegel beeinflusst, sondern auch die Empfindlichkeit der Rezeptoren für diese Hormone. Wenn die Darmbarriere gestört ist und Entzündungsprozesse im Körper ablaufen, verändert sich die Art und Weise, wie Zellen auf hormonelle Signale reagieren. Das heißt, selbst wenn deine Hormonspiegel

»normal« sind, kann die Wirkung dieser Hormone auf deinen Körper beeinträchtigt sein. Ein Schlüsselaspekt, der oft übersehen wird, ist das sogenannte Östrobolom, eine spezifische Gruppe von Darmbakterien, die aktiv am Metabolismus von Östrogen beteiligt sind. Diese Mikroben besitzen die Fähigkeit, Östrogene zu modifizieren und zu recyceln. Ein gesundes, vielfältiges Östrobolom sorgt für einen ausgewogenen Östrogenhaushalt. Ist diese mikrobielle Gemeinschaft jedoch gestört, etwa durch Antibiotika, Stress oder eine unausgewogene Ernährung, kann dies zu einer übermäßigen Rückresorption von Östrogen führen. Was also kannst du tun, um dieses hormonelle Trio – Darm, Leber und Hormone – zu unterstützen? Da gibt es so einiges und bevor ich dir am Ende dieses Buches noch einmal eine komplette Übersicht gebe, bekommst du hier meine liebsten Tipps, die du super in deinen Alltag integrieren kannst. Unterstütze deine Leber durch eine ausgewogene Ernährung mit viel grünem Gemüse, besonders aus der Kreuzblütler-Familie, wie Brokkoli, Kohl und Rosenkohl. Du weißt, wie sehr sie Bitterstoffe liebt. Füttere dein Darmmikrobiom mit präbiotischen Lebensmitteln wie Artischocken, Chicorée und Zwiebeln sowie fermentierten Produkten wie Sauerkraut, Kimchi oder Kefir. Reduziere unbedingt deinen alltäglichen Stress durch regelmäßige Bewegung, ausreichend Schlaf und Entspannungspraktiken wie tiefe Bauchatmung oder Meditation. Achte auf einen regelmäßigen Stuhlgang. Einmal täglich sollte mindestens möglich sein. Eine verzögerte Darmpassage führt zu einer verstärkten Rückresorption von Hormonen, die eigentlich ausgeschieden werden sollten. Minimiere den Kontakt mit Umwelthormonen, die als *endokrine Disruptoren* wirken können. Wähle natürliche und frische Körperpflegeprodukte, vermeide Plastikbehälter für warme Speisen und Getränke und trinke aus Glasflaschen statt aus Plastikflaschen. Gib deinem Körper vor allem Zeit, sich anzupassen.

Hormonelle Gleichgewichte stellen sich nicht über Nacht ein, sondern brauchen oft mehrere Monate, um sich neu zu regulieren, aber die Geduld lohnt sich. Eine gesunde Darm-Leber-Achse ist der Schlüssel zu einem stabilen hormonellen Gleichgewicht, das sich in mehr Energie, besserer Stimmung und einem tieferen Gefühl von Wohlbefinden äußert. Denk immer daran, dass deine Hormone keine willkürlichen Tyrannen sind. Sie sind präzise Boten, die von deinen Organen gesteuert werden. Wenn du deinen Darm und deine Leber unterstützt, gibst du ihnen die besten Voraussetzungen, um ihre Arbeit richtig zu machen und dir ein Leben in Balance zu ermöglichen.

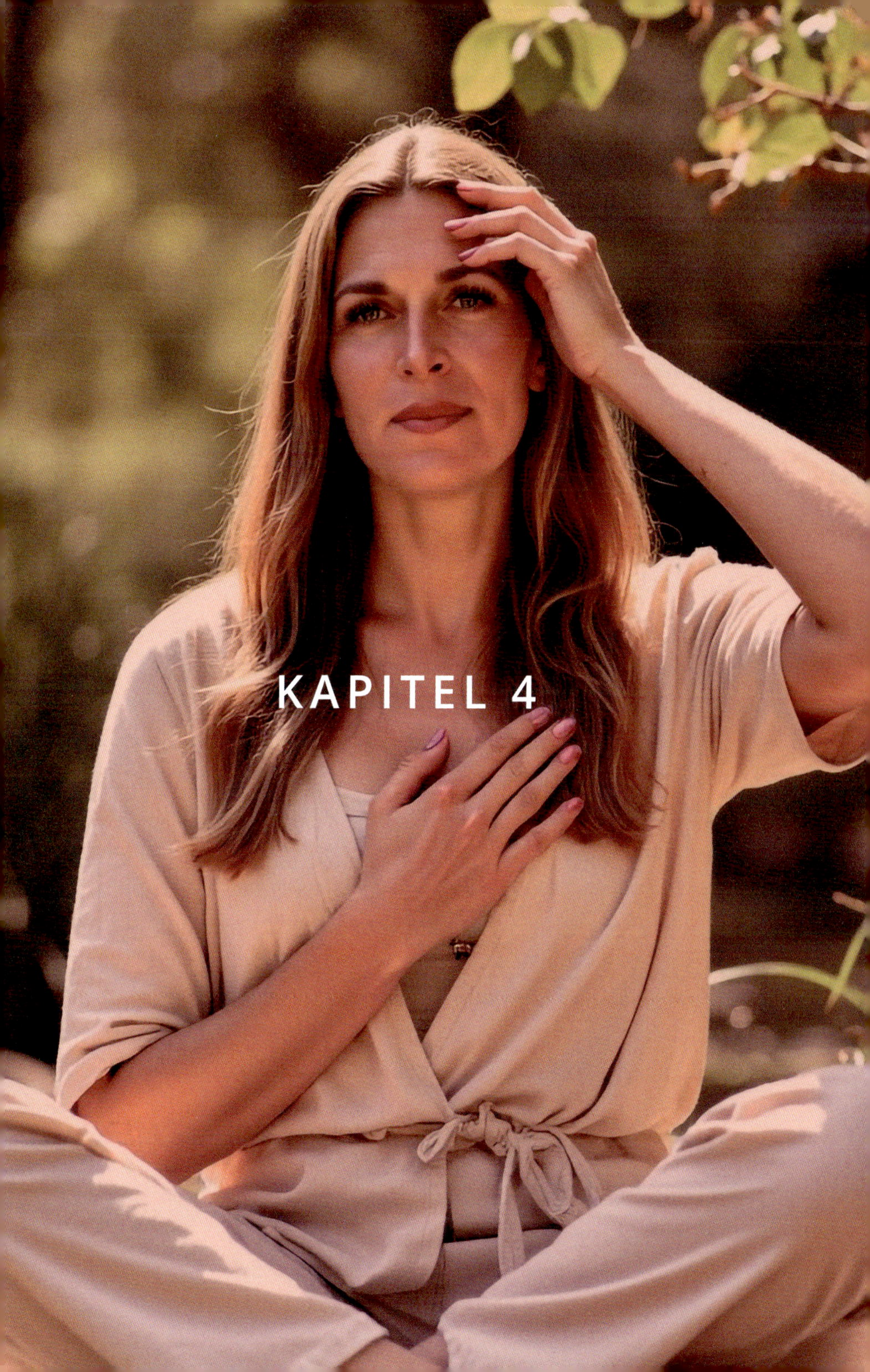

KAPITEL 4

1. NERVENSYSTEM, ENERGIE UND DEINE NEUE INNERE WELT

Ich habe in den letzten Jahren mit vielen Menschen gesprochen, die gesagt haben:

»Ich fühle mich nicht mehr wie ich selbst.«
»Ich bin so leicht reizbar, das war früher nicht so.«
»Ich funktioniere, aber ich lebe nicht wirklich.«
»Ich weiß, es ist nur PMS, aber es fühlt sich an, als würde mich jemand fernsteuern.«

Sehr oft kam dann dieser Satz: »Vielleicht ist das einfach so. Vielleicht bin *ich* einfach so.«

Nein, du bist nicht einfach so. Das, was du fühlst, hat einen Ursprung, und oft liegt dieser Ursprung nicht im Kopf, sondern – du weißt es – im Bauch. Denn unsere Psyche, unsere Stimmung und unsere Resilienz entstehen in einem unglaublich feinen Zusammenspiel zwischen Darm, Leber, Hormonhaushalt, Nervensystem und ja, auch deinem Mikrobiom. Wenn dein Darm aus dem Gleichgewicht ist, wenn deine Leber nicht mehr entgiften kann, wenn Hormone wie Östrogen, Cortisol oder Progesteron Achterbahn fahren, dann verändern sich nicht nur dein Zyklus und dein Gewicht, auch deine Stimmung, deine Gedanken und deine Wahrnehmung verändern sich, und das ist keine Einbildung. Das ist Biochemie und Regulation. Das ist dein Körper, der dir zeigt, wo er steht, auch wenn du es selbst noch nicht greifen kannst. Ich litt früher selbst an Depressionen und hatte bereits im Jahr 2008 im Alter von 23 Jahren mein erstes Burn-out. Jeder Tag fühlte sich wie eine Reizüberflutung an. Ich war müde, emotional völlig durchlässig und hatte das Gefühl, als würde jemand mit einem Holzhammer auf mein Nervenkostüm trommeln. Alles war zu viel. Ich habe mir oft gesagt: »Du musst dich zusammenreißen.« Was für ein Satz. Heute weiß ich, dass mein System übersteuert war. Mein Mikrobiom war durcheinander, meine Leber war am Limit und meine Hormone wollten nur noch schreien. Ich litt nicht bloß an emotionaler Instabilität, sondern mein Körper war nicht mehr in der Lage, zu regulieren. Es sollten noch viele Jahre vergehen, bis ich dieses Zusammenspiel begriff und mein Leben änderte. Diese Problematik sehe ich heute auch oft bei meinen Patient:innen. Menschen, die denken, sie hätten ein psychisches Problem, dabei haben sie ein körperliches Regulationsproblem. Menschen, die in ihren Partnerschaften anecken, weil sie das Gefühl haben, nicht mehr verbunden zu sein, dabei sind sie innerlich leer, weil ihr Körper keine Ruhe findet. Menschen, die glauben, sie bräuchten mehr Disziplin, doch in Wahrheit brauchen sie mehr Mitgefühl für ihr Nervensystem. Wenn dein Darm nicht aufnimmt, wenn dein Mikrobiom nicht balanciert ist und wenn deine Leber Hormone nicht ausleiten kann, dann ist dein Körper in einem Zustand ständiger Überforderung.

Das wirkt sich folgendermaßen aus:

- Du bildest weniger Serotonin und 90 Prozent davon entstehen im Darm, nicht im Gehirn.
- Deine GABA-Regulation leidet, das heißt: weniger innere Ruhe, mehr Alarm.
- Cortisol bleibt zu lange aktiv, du kannst nicht runterkommen.
- Deine Hormonkurve gleicht eher einem Herzmonitor als einem wohligen Flow.

Kurz gesagt, dein Körper fährt auf der falschen Frequenz und dein Gefühl signalisiert dir die Wahrheit. Aber – und das ist das Positive – wenn du anfängst, diese Ebenen zu entlasten, zu verstehen und zu begleiten, dann ändert sich dein Empfinden und das zeigt sich nicht nur darin, dass du dich besser fühlst, sondern oft in Aussagen wie:

»Ich bin wieder ich.«

»Ich habe das erste Mal seit Jahren morgens wieder Lust auf den Tag.«

»Ich kann meine Gedanken wieder halten, statt in ihnen unterzugehen.«

»Ich habe nicht nur weniger Symptome, ich habe wieder Zugriff auf mich selbst.«

Es geht, wie immer, nicht um die perfekte Hormondiät oder um ständiges Optimieren, sondern um echte Regulation. Es geht um innere Balance und darum, dein System so zu nähren, dass du nicht mehr gegen dich arbeiten musst.

2. DARM-HIRN-ACHSE UND VAGUSNERV

Ich habe schon kurz erwähnt, dass ich eine Zeit erlebt habe, in der ich kaum noch wusste, wo oben und unten ist. Eine Zeit, in der man mir immer wieder und nichts anderes, als Antidepressiva verschreiben wollte - ein Schelm, der Böses denkt. Ich war immer wieder an einem Punkt, an dem ich dachte, dass das jetzt einfach mein Leben ist. Aber tief in mir war da diese Stimme, die sagte: »Das bist nicht du und dein Leben muss nicht so aussehen. Es muss auch anders gehen.« Ich habe keine Medikamente genommen, weil ich gespürt habe, dass das nicht die Lösung sein kann. Auch wenn es oft schwer war, habe ich einen anderen, und wie du sehen kannst, sehr erfolgreichen, Weg eingeschlagen: über den Darm, über das Nervensystem, über meine Flora, über den Schmerz, den Körper und das Spüren. Heute kann ich sagen, dass es funktioniert hat, und an dieser Stelle möchte ich etwas tiefer in die Thematik einsteigen. Ich möchte dir nicht noch mal erklären, was die Darm-Hirn-Achse ist, denn darüber haben wir schon gesprochen. Ich möchte dir zeigen, wie diese Achse wirkt, wenn sie in Balance kommt und warum das so vieles verändern kann, was du vielleicht bisher für »psychisch« gehalten hast.

Die meisten deiner stabilisierenden, beruhigenden, Freude bringenden Botenstoffe entstehen nicht in deinem Kopf, sondern in deinem Bauch. Dein Darm produziert mithilfe deiner Darmbakterien:

- **Serotonin** – dein inneres Licht, deine Resilienz
- **Gamma-Aminobuttersäure (GABA)** – dein Anker, deine Ruhe
- **Dopamin** – deine Motivation, dein Vorwärtsdrang
- **Vorstufen für Noradrenalin** – dein Wachsein, deine Reaktion

Wenn dein Mikrobiom gesund ist, läuft dieses System leise, kraftvoll und stabil. Wenn deine Flora jedoch durch Stress, Medikamente, Ernährung und/oder Entzündungen aus dem Gleichgewicht geraten ist, verändert sich nicht nur deine Verdauung, sondern dein gesamtes Empfinden. Deine Welt wird dumpfer, flacher und angespannter – einfach weniger du. Ich beschreibe es manchmal so: **»Du lebst zwar, aber du nimmst nicht mehr am Leben teil.«** Und nein, das ist keine Depression im klassischen Sinn, aber ein Zustand, den ich bei vielen Menschen so erlebe. Sie fühlen sich leer, emotional instabil und antriebslos, doch das Einzige, was ihnen gesagt wird, ist: »Da stimmt was im Kopf nicht.« Aber wie kann dein Kopf klar sein, wenn dein Bauch ständig in Flammen steht? Wie kannst du Stabilität empfinden, wenn dein Nervensystem nicht mehr runterkommt? Wie kannst du Freude spüren, wenn dein Mikrobiom nicht mehr weiß, wie man Serotonin herstellt? Deshalb ist der Blick in den Darm so wichtig und so heilsam. Ich bin kein Einzelfall und du bist es auch nicht. Wenn du dich selbst nicht mehr richtig spürst, deine Stimmung dich überrollt, deine Reizschwelle so niedrig ist, dass selbst ein zu lautes Lächeln nervt, dann kann es gut sein, dass du einfach in einem System lebst, das seit Jahren auf Notstrom läuft. Dann ist der Weg raus kein Zaubertrick, sondern eine Rückverbindung zum Darm, zum Nervensystem und zur eigenen Mitte. Und irgendwann, das verspreche ich dir, kommt der Moment, in dem du innerlich wieder aufatmen kannst, weil dein Körper endlich wieder genug Kraft und Energie hat. Natürlich frage ich meine Patient:innen zu Beginn: »Wie viel Stress hast du aktuell?« Darauf bekomme ich fast immer die gleiche Antwort: »Ach, eigentlich geht's. Normal halt.« Normal also. Wir haben gelernt, einen Zustand als »normal« zu bezeichnen, der in Wahrheit nichts anderes ist als chronische Überforderung im Dauerlaufmodus.

Wir haben uns daran gewöhnt, dass der Kiefer verspannt, der Nacken fest, die Verdauung gereizt und der Schlaf flach ist. Wir glauben, das wäre der Preis des Erwachsenseins – ist es aber nicht. Denn Stress ist nicht nur ein Gefühl, er ist ein biologisches Ereignis. Er verändert deinen Hormonhaushalt, deine Immunaktivität, deine Verdauungsleistung, deine Darmflora, deinen Schlaf, deinen Hunger, deine Laune und deine Fähigkeit, dich zu spüren, und das alles gleichzeitig. Toll, oder? Wenn du unter chronischem Stress stehst, also nicht dem kurzen »Ich habe-das-Meeting- verschwitzt«-Stress, sondern dem langfristigen, unterschwelligen, leise nagenden Stress, dann schaltet dein Körper in den Überlebensmodus. Er spart Energie an allen Ecken und Enden. Die Verdauung wird gedrosselt, denn wozu sollten wir Nährstoffe aufnehmen, wenn wir ohnehin gleich vom Säbelzahntiger gefressen werden? Der Darm reagiert entweder mit Verlangsamung (Verstopfung) oder mit Aktivierung (Durchfall), je nachdem, wie dein Nervensystem tickt. Die Schleimhaut wird dünner, die Durchlässigkeit steigt, das Immunsystem fährt hoch und irgendwann runter. Und dein Mikrobiom? Das zieht sich zurück, die Vielfalt nimmt ab, während stressliebende Bakterien übernehmen, die sich in diesem Chaos pudelwohl fühlen. Was viele nicht wissen, ist, dass auch das Mikrobiom selbst auf Stresshormone reagiert. Cortisol und Adrenalin wirken wie ein Biosignal für bestimmte Keime, sich schneller zu vermehren. Das heißt, während du auf der Arbeit versuchst, alles irgendwie hinzukriegen, wächst in deinem Bauch eine kleine Armee von stressbefeuerten Bakterien, die das Ganze noch mal richtig schön aufwirbeln. Ich sage oft: »Dein Körper hört mit. Dein Darm auch.« Doch wenn dein Nervensystem nie wirklich zur Ruhe kommt, ist es kein Wunder, wenn du dich selbst im Urlaub innerlich auf der Flucht fühlst, weil dein Körper nie gelernt hat, was echte Entspannung eigentlich bedeutet. Viele glauben ja, Entspannung wäre, auf dem Sofa zu liegen und Netflix zu schauen oder durch Social Media zu scrollen. Ist es aber nicht. Entspannung ist, wenn dein Nervensystem sich sicher fühlt. Der Darm kann arbeiten, die Atmung ist tief, du bist bei dir. Du brauchst keine Reize von außen, um dich zu halten. Aber ehrlich, wer von uns kennt das noch? Wenn du dauerhaft unter Strom stehst, kann der Darm machen, was er will – er wird nicht heilen, weil Regeneration ein Zustand ist und kein Ziel. Deshalb ist das Thema Stress nicht irgendein Randthema, es ist oft der eigentliche Grund, warum Menschen nicht gesund werden, obwohl sie sich gut ernähren, ihre Probiotika einnehmen und meditieren. Wenn der Körper in Alarmbereitschaft ist, hilft auch kein Smoothie. Die große Frage ist also nicht, wie reduziere ich Stress?, sondern wie bringe ich mein Nervensystem wieder in einen Zustand, in dem mein Körper sich sicher genug fühlt, um zu heilen? Die meisten Menschen fangen leider erst dann an, sich mit ihrer Gesundheit zu beschäftigen, wenn es ihnen richtig dreckig geht. Wenn der Körper brennt, der Bauch schmerzt, die Haut rebelliert und das Nervensystem längst die weiße Fahne geschwenkt hat. Dann dämmert es plötzlich: »Ich glaube, ich sollte mal was tun.« Ich frage mich wirklich, wann das Normalität geworden ist? Warum muss unser System erst völlig ausbrennen, bevor wir aufhören, es zu übergehen? Warum ist es völlig okay, jeden Tag drei Tassen Kaffee zu trinken, damit man überhaupt halbwegs funktioniert, aber sich für einen Leberwickel zu schämen? Warum ist es normal, sich durch Meetings, PMS, Schlafstörungen und Reizdarm zu schleppen, aber »Selbstfürsorge« als Luxus zu behandeln? Das liegt daran, weil wir verlernt haben, wie echte Energie funktioniert, weil wir glauben, dass Erfolg etwas ist, das wir uns hart verdienen müssen, am besten mit Dauerstress, Selbstoptimierung und innerem Vollgas, und weil wir Gesundheit gleichsetzen mit: »Keine Symptome = alles okay.«

Aber das ist Bullshit. Echte Energie ist nicht etwas, das du dir morgens mit Koffein reinziehst. Erfolg ist nicht etwas, das auf LinkedIn steht und wahre Gesundheit hat nichts – wirklich nichts – mit einem symptomfreien Blutbild zu tun. Wahre Gesundheit ist, wenn du morgens wach wirst und nicht überlegen musst, was heute alles »überstanden« werden muss. Wahre Gesundheit ist, wenn du nach dem Essen keine Angst vor deinem Bauch bekommst. Wahre Gesundheit ist, wenn du nicht jeden Tag funktionieren musst, sondern mit dir selbst in Verbindung bist. Dann kommt auch dein Erfolg, aber eben nicht als Hochleistung um jeden Preis, sondern als etwas, das aus deiner Lebenskraft herauswächst. Weil du wieder auf Empfang bist und weil dein Körper dich nicht mehr ausbremst, sondern trägt. Der Weg dahin beginnt im Darm. Dort, wo deine Mikroben wohnen, deine Entgiftung stattfindet und 90 Prozent deiner Stimmung produziert werden, und zwar nicht durch Affirmationen, sondern durch bakterielle Stoffwechselprodukte. Wenn du das einmal verstanden hast – wirklich verstanden –, dann brauchst du keine fünf verschiedenen Coaches mehr, keinen Biohacker-Fahrplan und keine Angst mehr vor deinem nächsten Zyklus, deiner Stimmung oder deiner Müdigkeit. Dann weißt du, dass du nicht kaputt bist. Du bist nicht zu viel und du bist auch nicht faul. Du hast nur ein System, das endlich verstanden und unterstützt werden will.

Darum schreibe ich dieses Buch, aber sicher nicht, um dir beizubringen, wie du perfekt wirst, sondern damit du dich wieder spürst. Damit du erkennst, wie dein Darm, dein Nervensystem, deine Hormone, deine Leber, deine Haut und dein Herz miteinander sprechen und wie du diese Sprache wieder lernen kannst. Weil Erfolg nicht entsteht, wenn du gegen deinen Körper kämpfst, sondern wenn du mit ihm fließt.

3. REIZDARM UND CHRONISCHE UNRUHE IM VERDAUUNGSSYSTEM

Man nennt es das »Phantom unter den Darmerkrankungen«, das Reizdarmsyndrom (RDS). Das hat seinen Grund, denn diese Diagnose wirkt häufig wie ein Deckmantel, den man Patient:innen überwirft, wenn man nicht genau weiß, was eigentlich los ist. Bauchschmerzen, Krämpfe, Blähungen, Durchfall, Verstopfung, Völlegefühl, Heißhunger – im besten Fall im Wechsel, im schlimmsten Fall gleichzeitig. Wer das einmal durchlebt hat, weiß, dass »nur ein bisschen empfindlich« der wohl zynischste Kommentar ist, den man zu hören bekommt. Lange Zeit war das Reizdarmsyndrom eine reine Verlegenheitsdiagnose, also das, was man den Menschen sagt, wenn alle Spiegelungen, Blutwerte und Ultraschalluntersuchungen unauffällig sind, aber die Beschwerden anhalten. In der Schulmedizin wird das Reizdarmsyndrom als eine funktionelle Darmerkrankung bezeichnet, was in etwa so viel heißt wie: *Da ist nichts kaputt, aber irgendwas läuft trotzdem schief und wir wissen nicht, was.*

In meiner Praxis treffe ich regelmäßig auf Patient:innen, die genau diese Reise hinter sich haben. Alles ist abgeklärt, alles ist angeblich in Ordnung und trotzdem fühlt sich der Bauch wie ein Minenfeld an. Mal zwickt es links, mal schmerzt es rechts, mal ist der Bauch hart wie ein Brett, mal fühlt er sich an wie ein Luftballon kurz vor dem Platzen. Fast alle wurden irgendwann gefragt, ob sie vielleicht einfach »ein bisschen empfindlich« wären oder ob es nicht doch eher psychisch sein könnte. Ja, Stress spielt beim Reizdarm eine Rolle, aber er ist nicht immer die Ursache. Er wirkt hier eher wie ein Brandbeschleuniger, doch das Feuer lodert woanders und genau dort schauen wir jetzt hin.

Die Symptome des Reizdarmsyndroms sind so vielfältig wie individuell und werden nach den sogenannten Rom-Kriterien diagnostiziert. Diese besagen unter anderem, dass die Beschwerden seit mindestens sechs Monaten bestehen müssen und in den letzten drei Monaten an mindestens drei Tagen pro Monat aufgetreten sind. Die Symptome hängen mit der Stuhlkonsistenz zusammen, bessern sich häufig nach der Entleerung, verschlimmern sich bei Stress und zeigen sich in verschiedenen Varianten – von krampfartigen Schmerzen über Schleim im Stuhl bis hin zu Durchfall, Verstopfung oder beidem im Wechsel.

Nicht selten kommen auch Beschwerden außerhalb des Darms hinzu: Erschöpfung, Migräne, Herzunruhe, Muskel- und Gelenkschmerzen, Zyklusprobleme, Angstgefühle oder das diffuse Gefühl, einfach »nicht richtig gesund« zu sein. Hier beginnt die Krux, denn so bunt das Bild auch ist, die Ursachen bleiben oft im Dunkeln. Zumindest auf dem Papier. In der klassischen Medizin gelten psychosomatische Faktoren und eine gestörte Darmbewegung als mögliche Auslöser. Neue Studien und Erfahrungsberichte aus der Naturheilkunde zeigen jedoch deutlich, dass bei vielen Patient:innen mit Reizdarmsyndrom sehr wohl eine körperliche Ursache vorliegt. Sie ist nur nicht mit den üblichen schulmedizinischen Verfahren sichtbar. Aktuelle Forschungen haben verschiedene biologische Mechanismen identifiziert, die zum Reizdarmsyndrom beitragen können. Eine bahnbrechende Studie von Simrén und Kolleg:innen (2019) in *Gastroenterology* zeigte, dass bis zu 70 Prozent der Reizdarm- Patient:innen eine Form von Dünndarmfehlbesiedlung (SIBO) aufweisen – eine übermäßige Bakterienvermehrung im Dünndarm, die zu Gärungsprozessen und Blähungen führt. Die Wissenschaftler:innen fanden signifikante Unterschiede in der mikrobiellen Zusammensetzung zwischen RDS-Patient:innen und der gesunden Kontrollgruppe. Eine weitere wegweisende Entdeckung betrifft die Rolle von niedriggradigen Entzündungsprozessen. Die Forschungsgruppe um Barbara et al. (2021) konnte nachweisen, dass viele Reizdarm-Patient:innen eine erhöhte Anzahl von Mastzellen in ihrer Darmschleimhaut aufweisen, selbst wenn klassische Entzündungsmarker im normalen Bereich liegen. Diese Mastzellen setzen Histamin und andere entzündungsfördernde Substanzen frei, die die Darmempfindlichkeit erhöhen und die Darmmotilität stören. Über Histamin haben wir ja bereits ausführlich gesprochen. In der Praxis zeigt sich bei über 90 Prozent meiner Reizdarm-Patient:innen ein auffälliger

Stuhlbefund. Das reicht von einer massiven Dysbiose und/oder einer SIBO, über Entzündungsmarker bis hin zu einer durchlässigen Darmschleimhaut, also dem *Leaky Gut Syndrom.* Häufig sehe ich auch eine Schwäche der Bauchspeicheldrüse, Verdauungsrückstände oder eine deutliche Überlastung der Leber. Auch eine Glutensensitivität, also eine nicht-klassische Unverträglichkeit auf Gluten, ist nicht selten beteiligt. Eine Studie der Charité Berlin aus dem Jahr 2016 zeigte, dass sich ein Drittel der Reizdarm-Patient:innen durch eine glutenfreie Ernährung deutlich besser fühlte. Besonders spannend ist die zunehmende wissenschaftliche Erkenntnis über die Bedeutung der sogenannten viszeralen Hypersensitivität – einer überhöhten Schmerzwahrnehmung im Darm. Forscher:innen um Enck und Aziz (2020) haben nachgewiesen, dass bei vielen RDS-Patient:innen die Schmerzverarbeitung zwischen Darm und Gehirn gestört ist. Normale Dehnungsreize im Darm werden als schmerzhaft wahrgenommen, was auf eine Fehlkalibrierung der Darm-Hirn-Kommunikation hindeutet. Eine umfangreiche Stuhldiagnostik ist bei einem Reizdarmsyndrom unverzichtbar. Die Parameter, die ich regelmäßig untersuche, umfassen die Stuhlflora inklusive Pilze und pH-Wert, sekretorisches IgA, Verdauungsrückstände, Pankreas-Elastase 1, Gallensäuren, Zonulin, Alpha-1-Antitrypsin, Calprotectin sowie Marker für Glutenunverträglichkeit und Helicobacter pylori. Helicobacter pylori ist ein spiralförmiges Bakterium, das primär den Magen besiedelt und durch seine Fähigkeit, in saurem Milieu zu überleben, eine Besonderheit darstellt. Es produziert das Enzym Urease, das Harnstoff in Ammoniak umwandelt und dadurch die Magensäure in seiner unmittelbaren Umgebung neutralisiert.

Ein Reizdarmsyndrom bedeutet für mich nie, dass man daran nicht arbeiten kann. Im Gegenteil, in den meisten Fällen lassen sich die

Beschwerden über eine individuell abgestimmte ganzheitliche Therapie deutlich verbessern. Diese Behandlung umfasst eine entzündungshemmende Darmschleimhaut- und Mikrobiom-Regeneration mit pflanzlichen Präparaten, gezielter Prä- und Probiotikagabe, einer bewussten, entlastenden Ernährung, einer guten Leberpflege sowie einem gezielten Stressmanagement – Stichwort: Vagusnerv.

Eine FODMAP-arme Ernährung kann ebenfalls große Entlastung bringen – zumindest vorübergehend, um den gereizten Darm zu beruhigen. Bei diesem Ansatz werden fermentierbare Oligosaccharide, Disaccharide, Monosaccharide und Polyole reduziert – Kohlenhydrattypen, die im Darm vergären können und bei empfindlichen Menschen zu Blähungen und Schmerzen führen. Eine Metaanalyse von Altobelli et al. (2017) mit über 1.600 Patient:innen zeigte eine Symptomverbesserung bei bis zu 86 Prozent der Betroffenen. Dabei geht es nicht darum, auf alles zu verzichten, sondern darum, den Darm in Ruhe heilen zu lassen und danach Schritt für Schritt wieder aufzubauen.

Nach über vier Jahren Dauerbeschwerden kam Julia zu mir. Bauchschmerzen, Durchfall, Verstopfung, permanentes Völlegefühl, Blähungen, ein harter Unterbauch – schulmedizinisch war alles abgeklärt. Die Diagnose lautete Reizdarmsyndrom. Die schulmedizinische Behandlung bestand aus Medikamenten und dem Hinweis, Stress zu vermeiden. Als sie zu mir kam, führten wir zunächst eine umfangreiche Stuhluntersuchung durch. Ihr Befund war eindeutig: eine massive Dysbiose mit einem stark alkalischen pH-Wert, sIgA-Wert im Keller, Zonulin- und Alpha-1-Antitrypsin-Wert erhöht, Pankreas-Elastase-Wert knapp über 300 und erhöhte Neutralfette (ungespaltene Fette) – der Klassiker in meiner Praxis. Wir starteten mit einer Schleimhauttherapie, regulierten behutsam ihre Ernährung, begannen mit einer sanften Leberpflege und setzten ein passendes Probiotikum ein. Parallel arbeiteten wir an ihrem Stressverhalten, natürlich ohne zu überfordern. Nach fünf Monaten war Julia ein anderer Mensch. Ihre Beschwerden waren zu 90 Prozent verschwunden. Ihr Bauch war wieder ein Ort des Vertrauens. Ein Satz, den ich nie vergessen werde, war: »Ich wusste nie, wie viel Energie der Körper braucht, um dauerhaft zu kämpfen.«

Julias Fall ist kein Einzelfall. Die wissenschaftliche Forschung beginnt endlich, das Reizdarmsyndrom nicht mehr als rein funktionelle Störung abzutun, sondern als komplexes Zusammenspiel verschiedener biologischer Faktoren zu verstehen. Eine spannende Entwicklung betrifft die Rolle der enterochromaffinen Zellen – spezialisierte Zellen in der Darmschleimhaut, die als Sensoren für mechanische und chemische Reize fungieren. Forscher:innen um Bellono et al. (2017) entdeckten, dass diese Zellen bei RDS-Patient:innen überempfindlich reagieren und übermäßig viel Serotonin ausschütten, was die Darmmotilität und Schmerzempfindung direkt beeinflusst. Der multimodale Therapieansatz, den ich bei Julia und vielen anderen Patient:innen anwende, wird zunehmend auch durch wissenschaftliche Daten unterstützt. Eine umfassende Übersichtsarbeit von Pimentel und Lembo (2020) bestätigt, dass die besten Behandlungserfolge durch individuelle, auf die spezifischen Pathomechanismen zugeschnittene Therapiekonzepte erzielt werden, genau wie in Julias Fall.

Das Reizdarmsyndrom ist keine Einbildung und auch keine reine Stressfolge. Es ist eine reale körperliche Beeinträchtigung mit messbaren biologischen Veränderungen. Mit dem richtigen diagnostischen Blick und einem ganzheitlichen Behandlungsansatz kann die große

Mehrheit der Betroffenen eine deutliche Verbesserung ihrer Lebensqualität erfahren.

Ich hoffe, ich konnte dir bis hierher viele spannende Einblicke in die Welt der Darmgesundheit, das Mikrobiom, in meine Praxis und mein Leben geben. Nun kommen wir zu dem Teil, der dir bei deiner Gesundung nachhaltig helfen soll - der richtigen Ernährung für ganzheitliche Gesundheit, mehr Energie und für alles, was du dir noch wünschst.

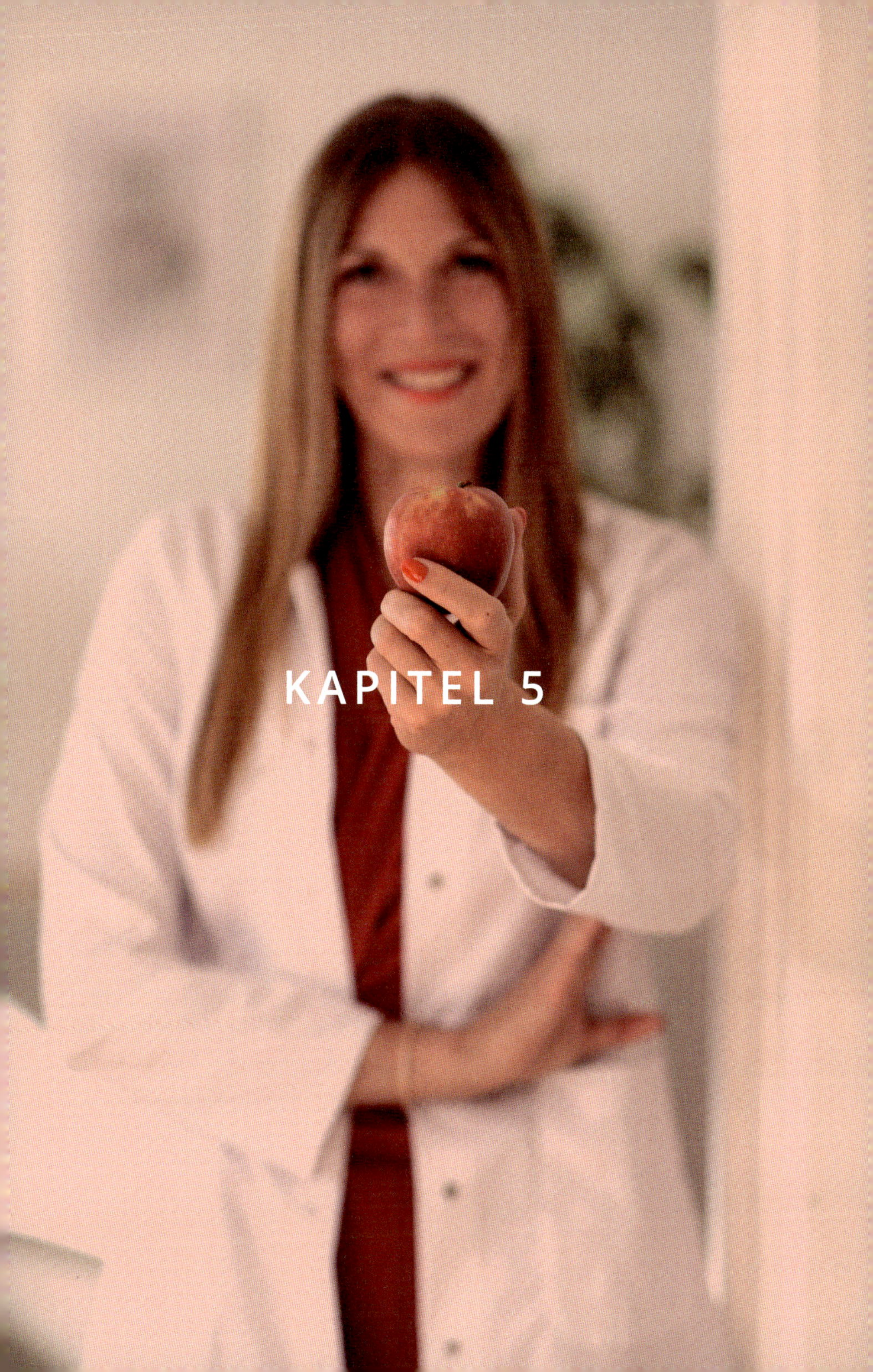

KAPITEL 5

1. DIE GRUNDPFEILER WAHRER DARMGESUNDHEIT

Energiemangel hat viele Ursachen, aber eine zentrale Schnittstelle macht sich oft besonders bemerkbar - die Gesundheit deines Verdauungssystems. Dein Darm ist eine regelrechte Energiefabrik. Bis zu 20 Prozent unseres gesamten Energiehaushalts werden – unter optimalen Bedingungen – direkt in der Darmschleimhaut bereitgestellt, über Mikroorganismen, kurzkettige Fettsäuren wie Butyrat und eine intakte Resorptionsleistung. Die entscheidende Voraussetzung dafür ist ein gesundes Verdauungssystem mit dichter, aufnahmefähiger Schleimhaut und einem ausgewogenen Mikrobiom. Dazu gehört auch, dass wir gut kauen, die Nahrung im Magen ordentlich gesäuert und im Dünndarm enzymatisch gespalten wird und wir unsere Mahlzeiten in Ruhe verwerten können. Die Realität sieht jedoch oft anders aus. Blähungen, Unverträglichkeiten, ein Übermaß an Stress, schlechte Essgewohnheiten, mangelnde Enzymaktivität und ein angeschlagenes Mikrobiom führen dazu, dass der eigentlich so leistungsfähige Darm nicht mehr liefert. Anstatt Energie zu produzieren, fordert er sie und zwar massiv. Das bedeutet, du verlierst nicht nur die 20 Prozent, die der Darm dir theoretisch geben könnte. Du verlierst viel mehr, weil dein Körper das, was fehlt, an anderer Stelle kompensieren muss. Damit sind wir beim zweiten Punkt, der inneren Umverteilung. Wenn dein System nicht mehr optimal funktioniert, weil dein Verdauungssystem entzündet, durchlässig oder schlichtweg erschöpft ist, dann greift der Körper zu seiner altbekannten Strategie: Er zieht Ressourcen ab, und zwar von den Funktionen, die nicht »überlebensnotwendig« sind, sondern »nice to have«: kognitive Leistungsfähigkeit, Konzentration, Kreativität, Geduld, Libido, Hauterneuerung, Zyklus und Laune. Was bleibt, ist der Überlebensmodus. Dein Immunsystem läuft auf Halbmast, dein Nervensystem bleibt in Habachtstellung und die Verdauung wird nur noch rudimentär aufrechterhalten.

Und du? Du wunderst dich, warum du dich morgens nach acht Stunden Schlaf fühlst wie durchgekaut und ausgespuckt. Ich sag's mal so, die Energie ist nicht einfach weg, sie ist nur woanders. Sie steckt im Verdauungssystem, in der Immunabwehr, in der Leber und in der ständigen Mikromanagement-Arbeit, die dein Körper leisten muss, um halbwegs klarzukommen. Du hast keinen Antriebsmangel an sich, du verfügst über eine außergewöhnliche Körperintelligenz, die schlichtweg andere Prioritäten gesetzt hat und deshalb ist dieses Thema so wichtig. Weil es zeigt, dass du weder schwach noch faul oder undiszipliniert bist. Du bist klug gebaut und dein Körper hat schlicht beschlossen, dass andere Dinge wichtiger sind als deine Präsentation morgen oder der Wäscheberg im Flur. Wenn du also wieder mehr Energie willst – und damit auch echte Leistungsfähigkeit, mentale Klarheit, emotionale Stabilität und das Gefühl von »Ich habe Bock auf mein Leben!« –, dann musst du nicht noch disziplinierter werden und noch mehr funktionieren, sondern du musst deinem Körper wieder ermöglichen, effizient zu arbeiten. Und das beginnt mit einer gesunden Verdauung. An diesem Punkt lohnt es sich, bewusst hinzuschauen, nicht nur auf den biochemischen Zustand deines Körpers, sondern auf deine alltäglichen Entscheidungen, die du triffst – oft unbewusst, oft aus Routine und oft auch aus dem Wunsch heraus, irgendwie durch den Tag zu kommen. Denn während du jetzt vielleicht denkst: **»Alles klar, ich muss also mein Verdauungssystem unterstützen, um wieder Energie zu haben«**, darfst du dich ruhig auch fragen, ob es nicht vielleicht auch Dinge gibt, die du aktiv tust, die dir diese Energie immer wieder rauben – nicht, weil du dich bewusst dafür entscheidest, sondern weil du es dir schlichtweg angewöhnt hast und es ein Teil deiner Identität ist. Wir alle haben sie, diese kleinen Alltagsrituale, von denen wir heimlich wissen, dass sie uns nicht guttun, die wir aber trotzdem immer wieder machen, weil sie sich kurzfristig angenehm anfühlen oder uns vorgaukeln, wir würden uns damit etwas Gutes tun. Dabei wissen wir tief im Inneren, dass wir oft das Gegenteil tun. Genau das ist der Punkt, an dem aus einem simplen Energieproblem plötzlich eine Einladung wird, ehrlich hinzuschauen. Du kannst die besten Probiotika einnehmen, deine Ernährung optimieren, auf Bitterstoffe achten, deine Leber entlasten und deine Darmschleimhaut mit allem versorgen, was sie liebt, doch wenn du gleichzeitig jede Mahlzeit im Stehen runterschlingst, nachts in Gedankenspiralen hängenbleibst und dir keine echten Pausen gönnst, dann wird dein Körper trotzdem keine Energie liefern können, weil du ihm keine Möglichkeit gibst, in einen Zustand zu kommen, in dem er effizient arbeiten kann. Und das ist es, was ich damit meine. Deine Energie ist nicht einfach weg – du gibst sie jeden Tag her. Ein bisschen beim schnellen Frühstück am Handy, ein bisschen bei der dritten Tasse Kaffee statt einer echten Pause, ein bisschen bei den fünf offenen Tabs im Kopf, die auch nach Feierabend nicht schließen wollen. Und nein, das ist keine Kritik, es ist ein liebevoller Spiegel. Denn ich kenne das alles selbst. Ich war Meisterin der Selbstsabotage, Königin der inneren Daueranspannung und Expertin im Funktionieren auf leerem Akku und ich kann dir sagen, es bringt dich nicht weiter. Was dich weiterbringt, ist Ehrlichkeit, das Hinsehen und die Bereitschaft, Verantwortung zu übernehmen, nicht nur für deine To-do-Liste, sondern für deinen Energiehaushalt, für dein Nervensystem und für deinen inneren Zustand. Und das beginnt mit einer Entscheidung. Der Entscheidung, aufzuhören, dich selbst zu übergehen und der Erlaubnis, dich selbst wieder ernst zu nehmen. Auf eine gesunde, kraftvolle, ganzheitliche Art. Denn Energie kommt nicht zurück, weil du noch ein paar To-dos mehr in deinen Tag einbaust. Sie kommt zurück, wenn du Dinge anders machst. Dieser Unterschied ist entscheidend. Du hast die Macht, die Weichen zu stellen. Nicht irgendwann, sondern jetzt. Wenn wir ehrlich sind, dann liegt die Wahrheit doch längst auf dem Tisch, und zwar wortwörtlich. Denn genau dort entscheidet sich in den meisten Fällen, ob unser Körper morgen neue Kraft schöpfen kann oder ob wir ihm wieder nur das liefern, was ihn kostet, reizt, auslaugt und langfristig krank macht. Es ist der Moment, in dem wir hungrig in die Küche gehen, gestresst im Supermarkt stehen oder uns etwas »gönnen« wollen, ohne wirklich hinzuhören, was unser Körper eigentlich braucht. Es ist der Moment, in dem wir nicht nur essen, sondern entscheiden, ob wir uns versorgen oder erneut übergehen. Hier schließt sich der Kreis zur Energie, über die wir gesprochen haben. Denn selbst wenn dein Nervensystem in Regulation kommt, deine Leber entlastet ist, dein Mikrobiom langsam wieder Vielfalt aufbaut und dein Immunsystem sich nicht mehr im permanenten Alarmzustand befindet - wenn du den Darm täglich mit Substanzen versorgst, die er nicht verwerten, nicht erkennen und nicht integrieren kann, dann stehst du jeden Tag wieder bei null. Dann beginnst du erneut mit Reparatur statt mit Aufbau. Dann wird dein System dich mit Müdigkeit, Antriebslosigkeit, Entzündungen und einem Gefühl von »Ich bin nicht richtig bei mir«, auch wenn du vielleicht längst glaubst, alles richtig zu machen, weiter warnen. Ich habe diesen Moment mehr als einmal selbst erlebt und ich weiß genau, wie schnell man sich in Konzepten, Regeln, Diäten und Ernährungsphilosophien verlieren kann. Es gab Zeiten, in denen ich nahezu perfekt gegessen habe – zumindest auf dem Papier –, aber innerlich völlig leer war. Ich habe Mahlzeiten geplant, Listen geschrieben, Superfoods gekauft und mir trotzdem nicht erlaubt, wirklich zu spüren, was mich nährt. Weil ich dachte, Ernährung müsse optimiert, kontrolliert und perfektioniert werden, anstatt zu verstehen, dass es im Kern um Verbindung geht. Verbindung zu meinem Körper und zu meinem Bauchgefühl, und zur vielleicht wichtigsten Frage in der Heilung überhaupt: Was gibt mir wirklich Kraft und was raubt sie mir, auch wenn es im ersten Moment lecker, praktisch oder tröstlich ist?

Darum geht es jetzt. Nein, nicht um irgendwelche Dogmen, nicht um Verbote und nicht um neue Listen, die du perfektionistisch abarbeiten sollst, sondern um Bewusstsein, um das tiefe Verständnis dafür, dass du über deine tägliche Ernährung nicht nur dein Mikrobiom fütterst, sondern deine Lebenskraft, deine Klarheit, deine Stabilität und damit alles, was dich durch den Tag trägt. Denn das, was du kaust, schluckst, verdauen und aufnehmen kannst, ist viel mehr als Nährstoff. Es ist Information und Kommunikation mit deinem Inneren und wenn du anfängst, das zu begreifen, dann wirst du merken, dass gesundes Essen nicht kompliziert sein muss, sondern schlichtweg die ehrlichste Form von Fürsorge ist, die du dir selbst schenken kannst.

2. WAS DICH WIRKLICH NÄHRT

In den vielen Gesprächen, die ich in meiner Praxis geführt habe, fällt mir immer wieder auf, wie sehr wir uns beim Thema Ernährung verloren haben. Wir zählen, verbieten, vergleichen und vermeiden, aber wir spüren nicht mehr. Wir essen aus Angst, aus Stress, aus emotionaler Überforderung. Wir folgen Plänen, Labels und Ideologien, statt den Dialog mit unserem Körper wieder aufzunehmen. Währenddessen ist unser Darm völlig überfordert, unterversorgt und missverstanden und fragt sich, wann endlich wieder echte Nahrung kommt. Aber sicher nicht die, die auf der Verpackung verspricht, »gesund« zu sein, sondern die, die ihn wirklich nährt. Die seine Bakterien füttert, seine Schleimhaut regeneriert, seine Barriere stärkt und seine Arbeit erleichtert. Viele wissen gar nicht, dass der Darm täglich unglaubliche Mengen an Energie aufbringt, um alles, was wir ihm zumuten, überhaupt verarbeiten zu können. Was wir essen, ist nicht nur Geschmack oder Kalorien, es sind Informationen und Botenstoffe. Es ist entweder Brennstoff für Heilung oder Futter für Entzündung. Deshalb ist Ernährung in der Darmtherapie keine Nebensache, sondern der direkte Schlüssel zur Veränderung. Der Fokus liegt dabei nicht auf Verboten, sondern auf der ehrlichen Frage: Was darf dein Körper aufnehmen, damit dein Darm sich nicht mehr verteidigen muss, sondern endlich aufbauen darf?

Einer der wichtigsten Nährstoffgruppen einer der am meisten unterschätzten Bereiche unserer Ernährung sind die sogenannten Ballaststoffe. Allein schon der Name ist eine Frechheit. Als würde es sich um eine Art überflüssigen Beifang handeln, den man irgendwie mitisst, obwohl er eigentlich nur stört. Dabei ist das Gegenteil der Fall. Ballaststoffe sind kein überflüssiger Ballast, sondern gehören zu den lebendigsten, kraftvollsten und heilsamsten Stoffen, die du deinem Darm schenken kannst. Sie sind das Lieblingsessen deiner guten Darmbakterien. Sie sind Baustoff für deine Darmschleimhaut, Ausputzer für deine Galle, Stabilisatoren für deinen Blutzucker, Trainer für dein Immunsystem, Schutzschild gegen Entzündung und Spielwiese für dein Mikrobiom. Kurz gesagt, Ballaststoffe sind das, was dein Körper braucht, um von Grund auf in seine Kraft zu kommen. Dabei sind Ballaststoffe nicht gleich Ballaststoffe. Es gibt lösliche und unlösliche, es gibt präbiotische, fermentierbare, schleimhautpflegende, stuhlregulierende, bindende und jede einzelne Gruppe hat ihre eigene Funktion, ihre eigenen Helfer und ihre eigenen »Lieblingsplätze« im Verdauungssystem. Deshalb lohnt es sich, genauer hinzusehen, um zu verstehen, wie du deinem Darm auf tiefster Ebene wieder das geben kannst, was ihm oft jahrelang gefehlt hat. Aber bevor wir diese einzelnen Gruppen durchgehen, möchte ich dich wieder zurückholen an einen einfachen Punkt.

Die Frage ist nicht, was du alles weglassen musst; die Frage ist, womit du anfangen darfst. Was darf dein Körper wieder aufnehmen? Welche Nahrungsmittel bringen Licht, Vielfalt, Lebendigkeit und echte Kraft in dein System zurück?

3. BALLASTSTOFFE UND FERMENTIERTE LEBENSMITTEL

Wenn wir über gesunde Ernährung sprechen, wird meistens über Makronährstoffe diskutiert, über Proteine, Kohlenhydrate und Fette. Vielleicht auch noch Vitamine und Mineralstoffe. Aber was den meisten völlig durchrutscht, ist, dass unsere Darmflora in erster Linie von Ballaststoffen lebt. Kein anderes Nahrungssegment ist für die Vielfalt und Stabilität unserer Mikrobiota so zentral wie die sogenannten nicht verdaulichen Pflanzenbestandteile. Deshalb sind sie in der Darmtherapie nicht nur ein netter Zusatz. Sie sind der Dreh- und Angelpunkt für echte Veränderung. Es gibt viele Arten von Ballaststoffen, die im Körper ganz unterschiedliche Aufgaben erfüllen – fein aufeinander abgestimmt wie ein inneres Reinigungsteam, das nicht nur durchwischt, sondern auch poliert, repariert, füttert, schützt und reguliert.

Lösliche Ballaststoffe beispielsweise sind wie kleine, sanfte Schwämme, die Wasser binden, die Verdauung verlangsamen, Nährstoffe besser verfügbar machen und dem Blutzucker helfen, sich nicht wie ein nervöses Duracell-Häschen aufzuführen. Sie nähren bestimmte Darmbakterien, werden fermentiert und in sogenannte kurzkettige Fettsäuren umgewandelt, insbesondere in Butyrat, die Lieblingsnahrung deiner Darmschleimhaut, die entzündungshemmend wirkt, die Barriere stärkt und Energie direkt in der Darmwand freisetzt. Diese löslichen Ballaststoffe findest du vor allem in Flohsamenschalen, Hafer, Leinsamen, Hülsenfrüchten, Pastinaken, Topinambur, Chicorée, Artischocken und vielen dunklen Obstsorten wie Äpfeln oder Beeren. Je vielfältiger du isst – je bunter, je pflanzenreicher –, desto breiter ist auch das Spektrum der Darmbakterien, die sich über deine Großzügigkeit freuen.

Unlösliche Ballaststoffe dagegen wirken weniger »fütternd«, aber umso stabilisierender. Sie geben dem Stuhl Volumen, regen die Darmperistaltik an, trainieren die Schleimhaut wie ein Fitnessgerät von innen und helfen, dass toxische Stoffe und überschüssige Hormone gebunden und ausgeschieden werden. Du findest sie zum Beispiel in Vollkornprodukten, Nüssen, Samen, Kohlgemüse, Karotten, Sellerie, Schalen von Äpfeln oder Paprika und vielen Wildkräutern, denen wir viel zu wenig Beachtung schenken.

Wenn du beides kombinierst, also lösliche und unlösliche Ballaststoffe regelmäßig, bewusst und in deiner Verdauungstoleranz integriert konsumierst, passiert genau das, was in einem gesunden Darm passieren soll: Nahrung wird nicht nur aufgenommen, sondern genutzt. Verdauung wird nicht nur möglich, sondern effektiv, und dein Darm beginnt, aufzuräumen, aufzubauen und loszulassen. Wenn du jahrelang ballaststoffarm gegessen hast, was fast alle Menschen tun, ohne es zu merken, dann kann es sein, dass dein Darm anfangs überfordert reagiert, allen voran mit Blähungen, Rumoren und Völlegefühl. Das ist kein Zeichen von Unverträglichkeit, sondern oft ein Zeichen von »Endlich mal wieder Arbeit!« Deshalb ist es wichtig, den Körper liebevoll heranzuführen. Natürlich Schritt für Schritt, nicht alles auf einmal, und vor allem nicht mit einem schlechten Gewissen, sondern mit der Haltung von »Ich nähre mich. Ich baue mich auf. Ich gebe meinem System, was es braucht.« Denn deine Bakterien sind nicht dein Feind, sondern dein inneres Team. Aber sie können nur so gut arbeiten, wie du sie fütterst. Das Futter heißt nicht Proteinshake oder fancy Superfood. Es heißt Fasern, Pflanzen, Vielfalt und echtes Essen.

Bevor wir in die Details der präbiotischen Faserstoffe eintauchen, möchte ich eines vorwegnehmen, und zwar ganz bewusst: Ja, ich weiß, dass es Menschen gibt – und vielleicht gehörst du dazu –, die sehnsüchtig auf einen konkreten Fahrplan warten. Ein »Tu dies, dann passiert das.« Ein Protokoll, auf das man sich verlassen kann und ich kann dich beruhigen. Für diese Menschen, also für die liebevollen Perfektionist:innen unter uns, die Struktur lieben, Häkchen machen wollen und sich am wohlsten fühlen, wenn Tabellen existieren, wird das noch kommen. Ich verspreche es. Es wird Listen, Abläufe und Zusammenfassungen geben, die deinen Kopf zufriedenstellen. Aber vorher, bevor der Verstand sich seine Struktur holen darf, bekommt dein Körper das, was er lange vermisst hat. Verständnis, Raum, Tiefe und echte Informationen. Denn es geht mir nicht darum, eine weitere Methode zu liefern, die du abarbeitest. Es geht darum, dass du wieder begreifst, wie dein Körper denkt und wie dein Darm fühlt. Was deine Bakterien brauchen und wie du über Nahrung nicht nur Nährstoffe, sondern auch Sicherheit vermittelst. Deshalb schauen wir uns nun die nächste große Kategorie innerhalb der Ballaststoffe an. Die präbiotischen Fasern, also jene Bestandteile in Pflanzen, die gezielt deine guten Darmbakterien füttern. Nicht alle Ballaststoffe haben diese präzise Wirkung, aber die präbiotischen Fasern sind wie eine Art maßgeschneiderter Lieferservice für genau die Mikroben, die dich aufbauen, schützen und regulieren wollen.

Inulin beispielsweise, ein präbiotischer Ballaststoff, der in Chicorée, Topinambur, Pastinake, Schwarzwurzel oder auch in Knoblauch und Zwiebeln steckt, ist so ein Faserstoff. Er erreicht unverdaut den Dickdarm, wird dort von speziellen Bakterienstämmen fermentiert und dient als Grundlage für kurzkettige Fettsäuren, darunter wieder das geliebte Butyrat, das wir eigentlich mit einem kleinen Altar in der

Küche feiern sollten. Oder Fructooligosaccharide (FOS), die besonders das Wachstum von Bifidobakterien, die zu den Schlüsselbakterien im Darm gehören, fördern, wenn es um Immunkompetenz, Schleimhautbalance und antientzündliche Signale geht. Diese findest du in Bananen, Spargel, Lauch und bestimmten Getreidesorten.

Aber – und das ist wichtig – wer jahrelang ballaststoffarm gegessen hat, wer vielleicht mit einem Reizdarm kämpft oder eine unausgeglichene Darmflora hat, für den können diese präbiotischen Fasern anfangs, wie gerade geschrieben, eine kleine Herausforderung darstellen. Deshalb gilt hier wie immer, die Ballaststoffe langsam zu steigern und nie alles auf einmal. Der Körper darf sich erinnern, doch nicht überfordert werden.

Dann gibt es noch eine wunderbare Gruppe, die ich besonders liebe: die fermentierbaren Ballaststoffe. Sie sind so etwas wie der Prosecco unter den Fasern – lebendig, sprudelnd, sie bringen richtig Bewegung rein. Diese Fasern werden nicht nur fermentiert, sondern sorgen bei regelmäßigem Verzehr für eine spürbar bessere Stuhlkonsistenz, ein stabileres Immunsystem und eine erhöhte Bildung entzündungshemmender Stoffe im Darm. Du findest sie in Hafer, Gerste, Hülsenfrüchten, Süßkartoffeln, gekochten und abgekühlten Kartoffeln, Reis, aber auch in Apfelschalen und Leinsamen. Auch hier gilt, je langsamer du diese Fasern einführst, am besten in Kombination mit ausreichend Flüssigkeit, warmen Mahlzeiten und einer ruhigen Essatmosphäre, desto besser kann dein Körper sie integrieren. Denn nichts bringt den Darm so durcheinander wie ein hektisch runtergeschlungenes Superfood. Ernährung ist nicht nur eine Frage des *Was*, sondern auch des *Wie*. In meiner Praxis erlebe ich immer wieder, dass es nicht die Exoten, die Pulver oder die neuesten Ernährungshacks sind, die langfristig etwas verändern, sondern die Rückkehr zum Einfachen. Das, was der Körper kennt. Das, was die Bakterien lieben. Das ausführliche Kauen und die Ruhe vorm und beim Essen. Das, was unsere Großeltern noch gegessen haben, bevor alles in Plastik verpackt und industriell totgekocht wurde. Genau diese Rückkehr ist der Weg, den ich mit meinen Patient:innen gehe. Weder mit strikten Verboten noch irgendwelchen Diäten, sondern mit echter Hinwendung zum Körper, zur Darmflora, zur Leber, zur Verdauung und zu all den stillen Systemen im Hintergrund, die anfangen aufzublühen, wenn man ihnen wieder gibt, was sie brauchen. Dies bedeutet allerdings nicht, dass ich bei auffallend starken Entzündungen und chronisch-entzündlichen (Darm-)Erkrankungen nicht auch einen gewissen Verzicht üben darf. Aber mal ehrlich, ist es wirklich Verzicht, keinen Zucker und weniger Gluten zu essen? Auf Alkohol und Fastfood zu verzichten? Nach allem, was du bereits gelesen hast, weißt du nun, dass das in Wahrheit kein Verzicht ist, sondern ein bewusstes Weglassen von Gift. Wie so eine Therapie aussieht – konkret, nachvollziehbar, wirksam –, zeige ich dir später.

Wenn man sich mit Darmgesundheit beschäftigt, kommt man irgendwann zwangsläufig zu einem Punkt, an dem die moderne Ernährungswissenschaft auf jahrtausendealte Traditionen trifft und dieser Punkt heißt Fermentation. Was für die einen klingt wie ein Biochemieprojekt im Glas, ist für mich persönlich eines der wunderbarsten Werkzeuge, die du deinem Darm schenken kannst. Denn fermentierte Lebensmittel sind wortwörtlich lebendige Nahrung. Sie sind mikrobiell aktiv, voller Enzyme, Milchsäurebakterien, Hefen, Vitamine und sekundären Pflanzenstoffen, die nicht nur konservieren, sondern auch transformieren. Fermentiertes Gemüse ist quasi Gemüse, das schon ein bisschen vorgedacht hat. Es bringt nicht nur Nährstoffe, sondern auch Botschaften mit, kleine Pakete von Mikroorganismen, die deinem Darm nicht erklären müssen, wie Verdauung funktioniert, weil sie selbst mitten im Prozess stecken. Wenn du fermentierte Lebensmittel isst, führst du deinem Körper nicht nur zusätzliche Bakterienstämme zu, sondern zeigst ihm, wie gesunde Darmflora lebt. Du bringst ein Stück mikrobielles Wissen mit auf den Teller. Dabei ist es völlig egal, ob du Sauerkraut selbst herstellst oder qualitativ hochwertiges aus dem Bioladen kaufst. Ob du Kimchi für dich entdeckst, Wasserkefir fermentierst, Kombucha ziehst oder nur ein paar Löffel Miso in deine Suppe rührst. Jedes dieser Lebensmittel bringt neue Informationen in dein System. Nicht alle davon wirken gleich und nicht alle davon passen zu jedem Darm, aber sie alle tun eines: Sie beleben.

Fermentiertes Gemüse liefert konkret:

- **Laktobazillen und Bifidobakterien**, die dein Mikrobiom direkt stärken.
- **kurzkettige Fettsäuren** wie Butyrat, Propionat, Acetat als Stoffwechselprodukt oder durch ihre Produktion im Darm selbst.
- **Vitamin B12, K2** und andere Mikronährstoffe, die du in frischer, nicht-pasteurisierter Nahrung selten bioverfügbar bekommst.
- **Enzyme**, die deine Verdauung entlasten, unterstützen und regulieren.
- **Milchsäure**, die den pH-Wert im Darm senkt und pathogene Keime ausbremst.

Vor allem aber liefern sie deinem Körper ein gutes und gesundes Gefühl. Viele berichten bereits nach wenigen Tagen regelmäßigen Konsums von fermentiertem Gemüse, dass ihre Verdauung ruhiger, der Stuhlgang geordneter und das Bauchgefühl stabiler wird. Manche spüren mehr Energie, andere merken, dass sich die Lust auf Zucker reduziert. Fermentierte Lebensmittel verändern nämlich nicht nur den Darm, sondern auch die Zusammensetzung deiner Heißhungerbakterien. Natürlich ist auch hier wichtig, dass langsam angefangen wird. Nicht gleich ein ganzes Glas Sauerkraut auf nüchternen Magen, wenn dein Mikrobiom seit Jahren mit Weißbrot und Kaffee aufwacht. Ein kleiner Löffel, gut gekaut, zu einer warmen Mahlzeit, in ruhiger Atmosphäre, das ist oft schon ausreichend, um eine neue Richtung einzuschlagen. Dein Körper spürt, wenn Nahrung wieder mehr ist als Füllstoff. Er merkt, wenn das, was du ihm gibst, lebendig ist und dein Leben wirklich nährt.

Wenn du bis hierher gelesen hast, dann möchte ich dir gratulieren, nicht nur, weil du dich durch ein komplexes, manchmal unbequemes, oft tief berührendes Thema gelesen hast, sondern weil du dich wirklich eingelassen hast. Auf deinen Darm, auf deinen Körper und auf die Wahrheit hinter Symptomen und wahrscheinlich auch ein Stück weit auf dich selbst. Wir haben gemeinsam die Basis geschaffen und du weißt jetzt, welche Prozesse im Inneren deines Körpers ablaufen, wenn Dinge aus dem Gleichgewicht geraten. Du hast gelernt, dass dein Darm nicht irgendein Organ ist, sondern ein gesamtes Ökosystem. Du hast gesehen, wie eng Verdauung, Energie, Immunabwehr, Haut, Hormone, Psyche und Leistungsfähigkeit miteinander verknüpft sind und wie viel Einfluss du auf dieses System nehmen kannst. Doch hier hört mein Buch nicht auf, hier beginnt es erst richtig. Denn was nützt dir all dieses Wissen, wenn du nicht weißt, was du damit tun sollst? Wie du aus dem Kopf zurück in den Körper kommst. Wie du aus der Theorie eine Praxis machst und wie du deinen eigenen Weg findest.

Deshalb lade ich dich ein, mit mir den nächsten wichtigen Abschnitt dieses Buches zu behandeln. Es geht um die Anwendung, die Umsetzung und die echte Veränderung. Wir werfen einen Blick hinter die Kulissen meiner therapeutischen Arbeit und der meiner ausgebildeten holistischen Darmtherapeutinnen, und ich zeige dir, wie ich mit Menschen arbeite, die genauso voller Fragen, Zweifel, Symptome und Hoffnungen zu mir kommen, wie du sie vielleicht auch in dir trägst. Du bekommst Einblicke in echte Prozesse, weitere reale Fälle und praktische Wege. Dieser zweite Teil ist sowohl für den Kopf als auch den Bauch. Für alle, die bereit sind, nicht nur zu verstehen, sondern zu handeln und umzusetzen. Für alle, die sich nach Klarheit sehnen, weil sie endlich anfangen wollen, sich selbst wieder zu vertrauen. Also mach es dir gemütlich und komm mit mir in meine Praxis, damit ich dir mein Denken, mein Fühlen und meine Haltung näherbringen kann.

4. DARM- UND LEBERTHERAPIE IN MEINER PRAXIS

Wenn Patient:innen in meine Praxis kommen, bringen sie ganz unterschiedliche Geschichten mit. Manche beinhalten eine Menge Diagnosen, andere sind voller Fragezeichen. Manche haben einen langen Leidensweg hinter sich, andere kommen einfach mit dem Gefühl, dass irgendetwas nicht stimmt. Es gibt die, die verzweifelt sind, weil kein Arzt sie ernst genommen hat. Es gibt die, die sich im Dickicht aus Laborwerten, Ernährungstipps und Eigenrecherche hoffnungslos verlaufen haben, und die, die sagen: **»Ich will nicht mehr nur funktionieren.«** Wenn eine Frau mit Neurodermitis in meine Praxis kommt, sehe ich in erster Linie nicht nur ein Hautproblem – natürlich nicht. Ich sehe eine überforderte Immunreaktion, einen gereizten Darm, eine mögliche Überlastung der Leber, womöglich eine Unverträglichkeit und vielleicht sogar ein Trauma. Wenn ein junger Mann mit einer chronisch-entzündlichen Darmerkrankung zu mir kommt, spreche ich nicht nur über seine Ernährung, sondern auch über innere Spannung, über Entzündung und über das gesamte System dahinter. Wenn sich jemand mit Nahrungsmittelunverträglichkeiten an mich wendet, interessiert mich nicht nur die Liste der »No-Gos«, sondern die Frage: Warum erkennt dein Körper Nahrung plötzlich als Feind? Was hat sich da verschoben? Auch wenn jemand mit Depressionen zu mir kommt, beginne ich mit meiner Behandlung im Bauch. Denn ich weiß, wie viel Stimmung aus dem Mikrobiom entsteht, wie sehr Entzündungen die Psyche belasten können, wie sehr ein gestresstes Nervensystem den Darm lähmen und chronischer Druck den Bauch verkrampfen kann. Es gibt kein Symptom, das ich nicht zuerst durch die Brille des Darms betrachte. Denn dort liegt nicht nur der Ursprung vieler Erkrankungen; dort liegt auch der erste Schlüssel zur Lösung. Ich arbeite grundsätzlich ganzheitlich und niemals isoliert. Der erste Schritt betrifft die Stabilisierung des Darms, kombiniert mit einer sanften Unterstützung der Leber, als gezielter Prozess, angepasst an die Konstitution, das Nervensystem, die Verdauungskraft und das Leben der jeweiligen Person. Dazu kommt eine individuelle Ernährungsumstellung. Folgende Fragen sind zentral: Was wird gut vertragen? Was braucht der Körper wirklich? Welche Lebensmittel nähren und welche fordern Energie, die nicht da ist? Parallel arbeite ich auch am Säure-Basen-Haushalt, denn viele unterschätzen, wie stark eine latente Gewebeübersäuerung auf die Regulationsfähigkeit des Darms schlägt, gerade durch Stress, Zucker, tierisches Eiweiß und Medikamente. Auch hier geht es nicht um Verbote, sondern um die Balance.

Wenn Patient:innen zu mir kommen, ist der erste Schritt immer derselbe. Ich schaue mir an, wie es im Darm wirklich aussieht - messbar, nachvollziehbar und sichtbar. Denn so individuell jedes Beschwerdebild auch sein mag, Heilung beginnt mit einem klaren Blick auf das, was ist. Deshalb arbeite ich grundsätzlich mit einer Stuhldiagnostik, und zwar nicht nur oberflächlich, sondern gezielt, durchdacht und mit Struktur. In der Praxis habe ich über die Jahre sechs Basis-Parameter etabliert, die für mich die Grundlage jeder Therapie bilden. Sie liefern mir wertvolle Informationen über die aktuelle Situation im Mikrobiom, die Funktionalität der Verdauung, die Integrität der Darmbarriere und die Aktivität des Immunsystems und damit über die Prozesse, die entweder zur Heilung beitragen oder sie blockieren.

Hier sind meine sechs goldenen Basiswerte, auf die ich näher eingehen möchte:

1. **Stuhlflora (inklusive Pilze und pH-Wert):** Sie zeigt mir, wie es um die bakterielle Besiedlung im Darm steht. Welche Bakterienstämme dominieren? Welche fehlen? Gibt es Hinweise auf eine Dysbiose, eine Fehlbesiedlung, eine Überwucherung mit Hefepilzen? Wie ist das Milieu eingestellt – sauer, basisch, entzündlich? Dieser Wert ist wie der Blick ins Ökosystem. Wer wohnt da? Und in welchem Zustand sind die Mieter?

2. **Verdauungsrückstände:** Sie zeigen mir, ob die Nahrung überhaupt richtig verarbeitet wird oder ob dein Körper schlichtweg überfordert ist. Rückstände sind kein Zeichen von Völlerei, sondern von fehlender Umwandlungskraft, denn da fehlen oft die Enzymaktivität, Gallensäuren, Magensäure oder schlicht die Ruhe beim Essen.

3. **Pankreas-Elastase 1:** Das ist der Enzymwert, der mir zeigt, wie gut deine Bauchspeicheldrüse arbeitet. Sie ist mitverantwortlich für die Spaltung von Fetten, Eiweißen und Kohlenhydraten. Ein Wert unter 200 ist schulmedizinisch auffällig, aber ich sage: Gesund ist er erst ab 500, und die wenigsten liegen in diesem Bereich. Kein Wunder also, wenn nach dem Essen der Bauch drückt, Luft entsteht oder du dich müde fühlst.

4. **Sekretorisches Immunglobulin A (sIgA):** Dein Schleimhautschutzschild als dein innerer Bodyguard zeigt mir, wie aktiv dein mukosales Immunsystem arbeitet. Zu niedrig? Dann fehlt dem Darm die Abwehrkraft. Zu hoch? Dann arbeitet der Körper gegen eine stille Reizung, oft durch Stress, Dysbiose oder unterschwellige Entzündungsherde. Viele wissen nicht, dass sIgA sowohl ein Entzündungsmarker als auch ein echtes Frühwarnsystem ist.

5. **Zonulin:** Der vielleicht bekannteste Marker bei Verdacht auf ein *Leaky Gut Syndrom*, also eine durchlässige Darmbarriere. Ein erhöhter Wert ist ein klarer Hinweis darauf, dass Moleküle, Bakterienbestandteile oder Toxine durch die Schleimhaut gelangen, wo sie nicht hingehören, mit all den Folgen, die daraus entstehen können: Immunaktivierung, Nahrungsmittelreaktionen, chronische Entzündung, Hautprobleme und Stimmungsschwankungen.

6. **Alpha-1-Antitrypsin:** Ein Marker für entzündliche Prozesse in der Darmschleimhaut. Wenn dieser Wert erhöht ist, spricht das für eine gesteigerte Durchlässigkeit und eine Reaktion des Körpers auf Belastung. Auch hier geht es mir nicht darum, Zahlen zu dramatisieren, sondern sie richtig zu lesen und in den Gesamtkontext zu stellen.

Hinter diesem QR-Code versteckt sich ein kurzes und verständliches Video von mir, in dem ich dir einen Probenbegleitschein zeige, den ich selbst für meine Patient:innen nutze.

Außerdem zeige ich dir, welche weiteren Stuhlparameter es gibt und was wichtig ist:

Diese sechs Werte betrachte ich natürlich nie isoliert. Ich betrachte sie in einem Gesamtbild, gemeinsam mit dem, was mir meine Patient:innen über ihre Symptome, ihre Geschichte, ihre Stuhlbeschaffenheit, ihre Haut, ihre Energie, ihre Art zu essen, zu denken und zu leben erzählen. Daraufhin entscheide ich individuell, ob ich weitere Marker untersuche, etwa Histamin im Stuhl, Parasiten, Gallensäuren, Calprotectin, ß-Defensin, Lipopolysaccharide oder Marker zur Glutenunverträglichkeit oder sogar Darmkrebs. All das würde hier jeden Rahmen sprengen. Aus diesem Grund biete ich fundierte Aus- und Weiterbildungen in meinem Institut für Naturheilkunde und Ayurveda an, bei denen es nicht nur um Theorie, sondern um gelebte Praxis geht. Denn Laborwerte sind für mich keine Zahlen, sondern ein absoluter Augenöffner.

Hierzu möchte ich dir von einer Patientin erzählen, die Anfang 2022 in meine Praxis kam. Andrea, eine zierliche, zurückhaltende Frau Anfang 30 mit einem vorsichtigen Lächeln, das direkt wieder verschwand, als sie versuchte, über ihre Beschwerden zu sprechen. Ihre Neurodermitis war zu diesem Zeitpunkt bereits seit über sechs Jahren chronisch aktiv. Sie kannte, wie ich, alle Salben, Cremes, Kortisonpräparate und Ernährungstipps, die Google hergibt, und kam trotzdem kein Stück weiter. Die Haut an ihren Händen, Ellenbogen und am Hals war schuppig, gerötet und an vielen Stellen offen. Juckreiz war ihr täglicher Begleiter, genauso wie die Angst vor dem nächsten Schub. Sie erinnerte mich sehr an mein früheres Ich. Dazu kam bei Andrea eine wachsende Liste an Nahrungsmittelunverträglichkeiten. Gluten, Kuhmilch, Tomaten und Nüsse lösten innerhalb kurzer Zeit Hautreaktionen, Bauchweh oder einen diffusen Druck im Kopf aus. Sie aß kaum noch auswärts, entwickelte eine tiefe Angst vor Lebensmitteln und hatte bereits mehrere Kilos abgenommen, weil sie schlichtweg nicht mehr wusste, was sie überhaupt noch verträgt. Was mich besonders berührte und sehr an die frühere Ina erinnerte, war weniger das Beschwerdebild – davon sehe ich viele –, sondern die Müdigkeit in ihrer Stimme. Diese innere Resignation, dieses stille: »*Ich glaube, ich werde nie wieder gesund.*« Diese Stimme und diese Gedanken kannte ich zu gut, und hier begann unsere gemeinsame Arbeit. Ich ließ eine umfangreiche Stuhluntersuchung machen, beginnend mit meinen sechs Basisparametern: Flora (inklusive Pilze und pH-Wert), Verdauungsrückstände, Pankreas-Elastase 1, sIgA, Zonulin und Alpha-1-Antitrypsin.

Der Befund war in vielerlei Hinsicht auffällig, aber nicht überraschend. Die Flora zeigte eine klare Dysbiose, genauer gesagt stark reduzierte Laktobazillen und Bifidobakterien, eine Pilzüberbesiedelung mit Candida albicans und ein deutlich verschobener, zu alkalischer pH-Wert von 7,5. Die Verdauungsrückstände wiesen auf eine mangelhafte Verwertung der Nahrung hin, vor allem Fette wurden kaum aufgespalten. Die Pankreas-Elastase 1 lag im unteren Normbereich – schulmedizinisch gerade noch »okay«, aber aus meiner Sicht weit entfernt von optimal, bei 286. Das sIgA war stark erniedrigt – das Immunsystem war erschöpft, die Schleimhaut ungeschützt und Zonulin erhöht –, ein klarer Hinweis auf eine gestörte Darmbarriere. Auch das Alpha-1-Antitrypsin war auffällig. Es zeigte eine stille Entzündung und eine unterschwellige Aktivierung des Immunsystems im Darm. Ihre Behandlung begann nicht, wie oft üblich, mit Probiotika, sondern mit einer gezielten antientzündlichen Schleimhauttherapie. Der Fokus lag auf Beruhigung, Stabilisierung und Regeneration. Ich arbeitete mit spezifischen Pflanzenextrakten, natürlichen Schleimhautnährstoffen, Bitterstoffen, entzündungsregulierenden Substanzen und einer warmen, ballaststoffreichen Ernährung, die anfangs bewusst reduziert und gut verträglich gehalten wurde. Erst später, als der Schleimhautschutz wieder aufgebaut war und die Entzündung zurückging, kamen ausgewählte Probiotika dazu, abgestimmt auf die Floraentwicklung und bewusst dosiert. Parallel entlasteten wir sanft die Leber – über Kräuter, Bitterstoffe, Leberwickel und tägliche Wärme. Andrea gewöhnte sich an einen neuen Rhythmus im Alltag, lernte, wieder regelmäßig zu essen, kleine Pausen einzubauen und ihren Körper nicht länger zu überfordern. Wir arbeiteten natürlich auch am Stresssystem, führten Atemübungen ein, begannen mit täglicher Selbstregulation und kleinen Routinen, die einfach umsetzbar, aber tief wirksam sind. Nach vier Monaten kontrollierten wir ihren Stuhl erneut. Andreas Werte waren bereits deutlich besser. Das sIgA stabilisierte sich, die Entzündungsmarker gingen zurück und Candida war nicht mehr nachweisbar. Auch ihre Energie war gestiegen, die Haut beruhigte sich spürbar, die Essensauswahl wurde vielfältiger und die Angst vor Reaktionen langsam weniger. Dieser gesundheitliche Erfolg kam durch die konsequente Umsetzung von Andrea.

Ein Jahr später – mit drei kontrollierten Befunden über die gesamte Zeit – stand Andrea wie ein anderer Mensch in meiner Praxis. Ihr dritter Stuhlbefund war vollständig im Normbereich. Kein einziger Wert war mehr auffällig. Die Flora war stabil, die Darmschleimhaut aufgebaut, die Entzündungszeichen verschwunden. Und ihre Haut? Vollständig symptomfrei. Keine offenen Stellen, kein Juckreiz, kein Kortison mehr. Andrea lachte wieder. Sie aß wieder mit Freude, ging in Restaurants und kochte mit Freunden. Die ständige Angst vor Lebensmitteln, die jahrelang ihren Alltag bestimmt hatte, war fast vollständig verschwunden.

Heute lebt sie mit einer Leichtigkeit, die man nicht messen, aber im Gesicht, in der Haltung und an ihrer Haut sehen kann. Für mich ist das die schönste Form von Laborwerten, die es gibt. Übrigens ist Andrea kein Einzelfall in meiner Praxis. Gleiche und ähnliche Fälle durfte ich in den letzten Jahren zur Genüge erleben. Daher möchte ich gerne noch von meiner Patientin Lisa erzählen. Nach über vier Jahren Dauerbeschwerden kam Lisa in meine Praxis – völlig überreizt, nicht nur körperlich, sondern auch emotional. Seit über zwei Jahren litt sie an einer Palette diffuser Beschwerden: plötzliche Hautrötungen, Kopfschmerzen, Herzklopfen, Schwindel, Schlafstörungen, ein Blähbauch, der kam und ging, wie er wollte, und diese eigenartige Hitze im Körper, die sie kaum beschreiben konnte. Die klassischen Ärzt:innen hatten irgendwann den Begriff *Histaminintoleranz* in den Raum gestellt. Lisa hatte daraufhin begonnen, sich histaminarm zu ernähren oder besser gesagt, histaminarm zu googeln. Doch je mehr sie versuchte, sich korrekt zu verhalten, desto größer wurde die Liste an »verbotenen« Lebensmitteln. Irgendwann bestand ihr Speiseplan fast nur noch aus Zucchini, Hirse, Reis und Reiswaffeln. Lisas Symptome blieben trotzdem. Nur ihre Lebensfreude verabschiedete sich. Mit dem Wissen um unsere Darm-Hirn-Achse wundert mich das nicht. Stimmt es im Darm nicht, stimmt es auch im Kopf nicht mehr. In vielen Fällen handelt es sich bei solchen Beschwerdebildern nicht um eine klassische Histaminintoleranz, sondern um eine sogenannte Histaminose – ein Zustand, in dem der Körper zu viel Histamin speichert oder produziert, weil bestimmte Abbauprozesse überlastet sind, die Darmschleimhaut geschwächt, die Flora gestört oder die Leber schlichtweg überfordert ist. Genau das war bei Lisa der Fall. Ich nahm mir viel Zeit für die Anamnese. Ihre Symptome, ihre Stuhlbeschreibung, ihre emotionale Lage und ihre Essmuster ergaben für mich ein klares Bild. Ich entschied mich auch hier für eine umfangreiche Stuhluntersuchung auf Basis meiner sechs bewährten Kernparameter: Stuhlflora inklusive Pilze und pH-Wert, Verdauungsrückstände, Pankreas-Elastase-1-Wert, sIgA-Wert, Zonulin-Wert und Alpha-1-Antitrypsin-Wert. Außerdem nahm ich gezielt den Marker Calprotectin mit ins Laborprofil auf, da ich bereits vermutete, dass sich hier eine aktive Entzündungsreaktion im Darm abspielte.

Der Befund bestätigte meine Einschätzung. Die Flora war stark dysbiotisch, das heißt, kaum noch regenerative Keime, dafür reichlich bakterielle Histaminbildner, insbesondere Morganella, Klebsiella und Proteus. Der pH-Wert war deutlich alkalisch, was ein klares Zeichen dafür ist, dass vermehrt biogene Amine gebildet werden, die den Organismus zusätzlich belasten und das Histaminproblem noch weiter anheizen. Die Verdauungsrückstände zeigten eine unzureichende Eiweißverwertung – eine kritische Schwäche, gerade im Umgang mit histaminreichen Lebensmitteln. Die Pankreas-Elastase 1 war erniedrigt, die enzymatische Verdauung war deutlich eingeschränkt.

Das sIgA war stark reduziert, ein geschwächtes Schleimhaut-Immunsystem, kaum Schutz vor Reizstoffen, Keimen, Aminkonzentrationen. Zonulin war erhöht und somit die Darmbarriere durchlässig. Alpha-1-Antitrypsin war grenzwertig, ein leiser, aber spürbarer Hinweis auf einen Entzündungsprozess; und Calprotectin war leicht erhöht, was meine Vermutung bestätigte. Die Entzündung war nicht nur systemisch, sondern lokal im Darm aktiv.

Wir begannen mit einer gezielten sehr antientzündlichen Schleimhauttherapie, keine Nahrungsergänzung mit der Gießkanne, sondern ein sorgfältig aufgebautes, entzündungsregulierendes Konzept mit spezifischen Pflanzenextrakten, darmberuhigenden Substanzen, schleimhautnährenden Aminosäuren, warmen, nährenden Mahlzeiten und einem bewusst histaminarmen, aber keineswegs radikal restriktiven Ernährungsplan.

Lisa musste nicht alles weglassen, sie musste sich schrittweise wieder stabilisieren. Gleichzeitig begann eine gezielte Leberentlastung über bittere Kräuter, enzymatische Unterstützung, Leberwickel, einen strukturierten Tagesablauf und ein langsames Wiedereinfinden in eine Verdauungs- und Entgiftungsfähigkeit, die ihr Körper fast verlernt hatte. Die Probiotika kamen später, auch hier bewusst ausgewählt, speziell formuliert und histaminfrei. Sie dienten nicht als »Schnelllösung«, sondern als Baustein eines Systems, das erst vorbereitet und dann aufgebaut wurde. Parallel arbeiteten wir intensiv an ihrem Stresssystem, denn Lisas vegetatives Nervensystem war chronisch auf Anspannung geeicht. Wir begannen, ähnlich wie bei Andrea, mit kleinen Atemübungen, Körpersignalen, sanfter Regulation und Pausen. Nach sechs Monaten war Lisa wie ausgewechselt. Sie schlief wieder tief, ihr

Herz pochte nicht mehr grundlos und ihre Haut war ruhig. Die Hitzewellen waren verschwunden. Ihr Kontroll-Stuhlbefund war nahezu bilderbuchhaft. Keine Histaminbildner mehr nachweisbar, eine stabile Flora, das sekretorische Immunglobulin A war im optimalen Bereich, Calprotectin und Alpha-1-Antitrypsin unauffällig und Zonulin im Normbereich. Aber was mich am meisten freute war, dass Lisa wieder mit Freude aß. Sie ging raus, traf sich mit Freundinnen und probierte sich aus, im neuen Vertrauen in ihren Körper, in ihr Gefühl und in ihre Kraft.

Nun hast du bereits viele hilfreiche Informationen rund um die Darmgesundheit, das faszinierende Mikrobiom und meine Arbeit erhalten. Jetzt geht es darum, den entscheidenden Schritt zu wagen und die Ernährung als kraftvollstes Werkzeug für mehr Vitalität, Wohlbefinden und ein Leben voller Energie zu nutzen, damit dein Körper dich in allem unterstützt, was du dir für deine Gesundheit und dein Leben wünschst.

5. LEBENSMITTEL FÜR EINE OPTIMALE DARMGESUNDHEIT

Bevor wir in die Details gehen, kann ich dich allerdings direkt beruhigen. Nein, du musst nicht dein Leben lang nur Brokkoli dampfgaren, täglich zwei Liter Selleriesaft trinken oder im Supermarkt mit einer biochemischen Checkliste durch die Gänge schleichen. Darmfreundlich zu essen heißt nicht, dass du dein Lächeln am Tellerrand verlieren musst. Es heißt, dass du endlich wieder spüren darfst, was dich wirklich nährt. Die gute Nachricht ist, dass der Darm nicht wählerisch ist, aber er ist nachtragend. Wenn du ihm jahrelang Fertigpizzen, Koffein auf nüchternen Magen und nur fünf Minuten Essenszeit zugemutet hast, dann wird er nicht sofort mit einer La-Ola-Welle reagieren, wenn du ihm plötzlich Chiasamen servierst.

Doch wenn du dranbleibst – geduldig, bewusst, abwechslungsreich –, dann bekommst du deine Gesundheit, deine Energie und deine Lebensfreude zurück. Beginnen wir mit den Basics: Pflanzen, Pflanzen, Pflanzen. Je bunter, vielfältiger und faserreicher deine pflanzliche Ernährung ist, desto größer ist die Chance, dass dein Mikrobiom nicht nur überlebt, sondern glücklich in deinem Darm wohnt und dich als Dankeschön mit den besten Stoffen versorgt.

Was deine guten Bakterien wirklich feiern, sind vor allem:

- **Ballaststoffe** (wir erinnern uns: kein Ballast, sondern Gold)
- **Polyphenole** (Pflanzenfarbstoffe mit antientzündlicher Wirkung)
- **Schleimhautpflegende Substanzen** (Schleime, Bitterstoffe, Gerbstoffe)
- **Präbiotische Faserstoffe** (wie Inulin, Fructooligosaccharide, Pektine)

Die aktuelle Forschung bestätigt immer deutlicher, welchen enormen Einfluss pflanzliche Vielfalt auf die Mikrobiomgesundheit hat. Eine bemerkenswerte Studie von Sonnenburg und Kolleg:innen (2021) in der Fachzeitschrift *Cell* zeigt, dass die Diversität des Mikrobioms direkt mit der Anzahl verschiedener Pflanzenarten in unserer Ernährung korreliert. Die Forschung ergab, dass Menschen, die über 30 verschiedene Pflanzenarten pro Woche verzehren, eine signifikant höhere mikrobielle Vielfalt aufweisen als diejenigen mit weniger als zehn Pflanzenarten. Es ist gut belegt, dass bestimmte Ballaststofftypen gezielt das Wachstum nützlicher Darmbakterien fördern. So konnten Studien zeigen, dass Inulin- und Fructooligosaccharide, wie sie in Artischocken oder Zwiebeln vorkommen, die Vermehrung von *Bifidobacterium* unterstützen (Costabile et al., 2010; Hughes et al., 2021). Ebenso wird resistente Stärke, zum Beispiel aus gekochten und abgekühlten Kartoffeln, mit einer Zunahme von butyratproduzierenden Bakterien wie *Faecalibacterium prausnitzii* in Verbindung gebracht (Hanes et al., 2022; Baxter et al., 2019). Diese Butyratproduzenten sind besonders wichtig, da sie entzündungshemmende Wirkungen entfalten und die Darmbarriere stärken.

Hier eine konkrete Liste von Lieblingslebensmittel deiner Darmflora:

- **Brokkoli** liefert Sulforaphan, ein sekundärer Pflanzenstoff mit nachgewiesener antientzündlicher Wirkung im Darm. Studien zeigen positive Effekte bei chronisch entzündlichen Darmerkrankungen, da Sulforaphan den Nrf2-Signalweg aktiviert, einen Schlüsselmechanismus zum Schutz vor oxidativem Stress und Entzündungen.

- **Chicorée, Topinambur und Schwarzwurzel** sind echte Inulin-Bomben, die gezielt deine Bifidobakterien füttern. Inulin fördert nicht nur diese nützlichen Bakterien, sondern dient auch als Grundlage für die Produktion kurzkettiger Fettsäuren, die die Darmschleimhaut nähren.

- **Karotte, Kürbis, Pastinake:** Diese Wurzelgemüse sind sanft, basisch, gut verdaulich und reich an Beta-Carotin, das Schleimhäute schützt. Besonders fermentiert oder gedünstet bieten sie leicht zugängliche Nährstoffe und Fasern.

- **Zwiebel, Knoblauch und Lauch** bringen Schwefelverbindungen und präbiotische Power. Sie wirken antimikrobiell und entlasten die Leber. Bei Reizdarm sollte man allerdings langsam starten, da die enthaltenen FODMAPs bei einigen Menschen Beschwerden verstärken können.

- **Apfel mit Schale** enthält Pektin, das darmregulierend, stuhlbindend und entzündungshemmend wirkt. Eine faszinierende Entdeckung der letzten Jahre sind die enthaltenen Polyphenole, die besonders mit der Schale aufgenommen werden und das Wachstum gesundheitsfördernder Bakterien stimulieren.

- **Leinsamen und Flohsamenschalen** sind Schleimstofflieferanten, die den Stuhlgang regulieren, die Schleimhaut pflegen und Toxine binden. Ein besonderer Tipp: Eingeweichte Leinsamen am Morgen wirken wie eine Kuscheldecke für deine Darmschleimhaut. Wichtig ist jedoch, sie gut quellen zu lassen und die Menge langsam zu steigern.

Der Darm liebt Pflanzen und Kräuter aus der Phytotherapie, die traditionell zur Heilung eingesetzt werden.

Die Forschung im Bereich der pflanzlichen Wirkstoffe hat in den letzten Jahren einen enormen Aufschwung erlebt.

Eine Metaanalyse von Peterson et al. (2022) in *Frontiers in Nutrition* bestätigte die vielfältigen Wirkungen dieser pflanzlichen Heilmittel auf die Darmgesundheit:

- **Kamille** wirkt entzündungshemmend, krampflösend, bakterienhemmend und beruhigend auf Schleimhaut und Psyche. Die enthaltenen Flavonoide wie Apigenin haben nachweislich beruhigende Wirkungen auf das Darmnervensystem.

- **Süßholzwurzel** (deglycyrrhizinisiert) schützt die Darmschleimhaut, reguliert Immunreaktionen und wirkt als echter Schleimhaut-Booster. Die deglycyrrhizinisierte Form vermeidet dabei unerwünschte Nebenwirkungen auf den Blutdruck.

- **Kurkuma** (Curcumin) ist ein natürlicher Entzündungshemmer, der besonders in Kombination mit schwarzem Pfeffer und Fett bioverfügbar wird. Aus darmtherapeutischer Sicht ist es eine wirkungsvolle Unterstützung bei chronischen Entzündungsprozessen.

- **Artischocke und Mariendistel** sind Leberlieblinge, die den Gallefluss aktivieren, den Fettstoffwechsel unterstützen und stille Entzündungen senken. Die enthaltenen Bitterstoffe sind wahre Multitalente für die Verdauungsgesundheit.

- **Melisse und Passionsblume** können helfen, wenn dein Bauch ständig »on fire« ist, weil dein Nervensystem keine Pause kennt. Sie beruhigen, entspannen und reduzieren den neuromuskulären Tonus im Darm.

- **Eibischwurzel und Ulmenrinde** enthalten Schleimstoffe, die wie eine dünne Schicht liebevoller Pflege auf der gereizten Darmschleimhaut wirken – ideal bei Reizdarm und entzündlichen Zuständen.

- **Weihrauch** (Boswellia serrata) ist ein persönlicher Favorit vieler Darmtherapeut:innen, wenn sich Entzündungen festgesetzt haben. Weihrauch wirkt antientzündlich auf höchstem Niveau und ist besonders wirksam bei chronischen Darmerkrankungen, autoimmunen Prozessen und hartnäckigen Mukosaschäden. Die enthaltenen Boswelliasäuren hemmen gezielt entzündliche Botenstoffe wie Leukotriene, ohne das Immunsystem pauschal zu dämpfen. In einer kontrollierten klinischen Studie von Holtmeier et al. (2019) zeigte Weihrauchextrakt signifikante Verbesserungen bei Patient:innen mit Colitis ulcerosa, vergleichbar mit konventionellen Therapien, jedoch mit deutlich weniger Nebenwirkungen.

Fette haben lange Zeit zu Unrecht unter einem schlechten Ruf gelitten. Gerade dein Darm liebt aber gute Fette, weil sie entzündungshemmend, zellschützend und nervenregenerierend wirken.

Nicht jeder verträgt allerdings alles gleich gut.
Gute Fettquellen für den Darm sind:

- **Leinöl** hat einen hohen Anteil an Alpha-Linolensäure (Omega-3) und wirkt entzündungshemmend, sollte aber nur kalt verwendet werden. Ein systematisches Review von Yates et al. (2021) bestätigte die entzündungshemmenden Eigenschaften von Omega-3-Fettsäuren speziell im Darmgewebe.

- **Ghee** (geklärte Butter) gilt besonders aus ayurvedischer Sicht als ein Heilfett, ist gut verträglich und schleimhautpflegend. Da Milchzucker und Milcheiweiß entfernt werden, vertragen auch viele Menschen mit Milchunverträglichkeit dieses Fett gut.

- **Avocado** ist reich an einfach ungesättigten Fettsäuren und Vitamin E, das als Antioxidans zum Schutz der Darmzellen beiträgt.

- **Kokosöl** enthält Laurinsäure, wirkt antimikrobiell und sollte in Maßen und je nach Konstitution verwendet werden. Die mittelkettigen Triglyceride (MCTs) sind leicht verdaulich und belasten die Verdauungsorgane weniger.

- **Olivenöl** (nativ extra) wirkt entzündungshemmend durch Oleocanthal, schützt Gefäße und die Darmwand. Eine Landmark-Studie im European Journal of Clinical Nutrition (Martinez-Gonzalez, 2020) zeigte, dass regelmäßiger Olivenölkonsum mit einer signifikanten Verringerung entzündlicher Marker im Darm assoziiert ist.

Fett ist alles andere als ein Feind, sondern ein Transportmedium für fettlösliche Vitamine (A, D, E, K) und der Baustoff deiner Zellwände. Die Qualität ist jedoch entscheidend – keine Bratfette, keine Transfette in Form von Fast Food und keine leeren Füllstoffe. Natürlich arbeite ich in meiner Praxis auch mit pflanzlichen Arznei- und hochwertigen Nahrungsergänzungsmitteln. Sie machen einen wichtigen Teil meiner Behandlungen aus. Ich möchte jedoch unabhängig und neutral bleiben und keine spezifischen Markenempfehlungen aussprechen. Achte beim Kauf von Nahrungsergänzungsmitteln unbedingt auf die Qualität der Inhaltsstoffe und auf die Dosierung, die zum Teil weit über den allgemeinen Empfehlungen liegt.

Du merkst vielleicht schon beim Lesen, wie sich allmählich ein neues Bewusstsein öffnet, ein Gefühl dafür, was wirklich nährt, was den Körper in Balance bringt und was deinem Inneren guttut, ohne dass du es rational erklären musst. Die Pflanzen, Kräuter, Gewürze, warmen Mahlzeiten und ballaststoffreichen Lebensmittel wirken nicht isoliert, sondern wie ein perfektes Zusammenspiel aus Informationen, das deinem Körper jeden Tag aufs Neue vermittelt, dass du loslassen, ankommen und wieder ins Vertrauen gehen darfst. Wenn wir beginnen, unseren Körper so zu versorgen, wie er es wirklich braucht, wie wir es früher ganz natürlich getan haben, dann geschieht meist etwas, das weit über die Regulation des Darms hinausgeht. Es ist fast so, als würde der Körper nicht nur gesunden, sondern aufwachen. Dieses Aufwachen bringt etwas zurück, das viele Menschen im Laufe der Jahre fast verloren haben - echte Energie. Nicht das, was man künstlich durch Kaffee, Zucker oder Adrenalin hochzieht, sondern eine tiefe, ruhige, verlässliche Lebenskraft, die aus dem Inneren heraus entsteht. Dieser Zustand, in den wir durch Darmgesundheit, bewusste Ernährung und einen regulierten Lebensstil zurückfinden, ist nicht nur ein netter Nebeneffekt, sondern die Basis für alles, was du dir wünschst, ob es körperliche Vitalität, emotionale Stabilität oder sogar beruflicher und persönlicher Erfolg ist. Ich weiß, das klingt auf den ersten Blick übertrieben, aber wenn du verstehst, wie sehr dein Darm mit deinem Denken, deinem Fühlen, deinem Energiehaushalt – und letztlich auch mit deiner Fähigkeit, zu gestalten – verbunden ist, wirst du erkennen, dass Erfolg und Lebensfreude nicht im Kopf, sondern im Bauch beginnen. Was ich dir jetzt zeigen möchte, ist, wie sehr sich deine Welt verändern kann, wenn du diesen Weg weitergehst. Wie tiefgreifend die Maßnahmen wirken, über die wir gesprochen haben, und wie sehr du allein durch die Rückverbindung mit deinem Körper wieder in deine Kraft kommst. Lass uns also gemeinsam einen Schritt weitergehen. Es geht nicht nur um Gesundheit im klassischen Sinn. Es geht darum, was entsteht, wenn dein Körper sich wieder sicher fühlt. Es geht um dein Energielevel, deine Ausstrahlung, deinen Fokus, deine Lebensfreude und darum, wie du all das zurückgewinnen kannst.

Ich zeige es dir am Beispiel meiner eigenen Geschichte. Wenn ich zurückblicke, dann fühlt es sich fast surreal an, wie sehr sich mein Leben verändert hat. Denn der Weg, der mich dorthin gebracht hat, wo ich heute stehe, war alles andere als geradlinig. Es war nicht der erste Versuch und auch nicht der zweite, wenn ich ehrlich bin, fühlte es sich eher wie der hundertste an. Jeder einzelne hat mit Hoffnung begonnen und oft mit Enttäuschung geendet. Immer wieder gab es Rückschläge. Phasen, in denen ich glaubte, ich hätte den Schlüssel gefunden, nur um kurz darauf festzustellen, dass ich wieder in einer Sackgasse gelandet war. Aber irgendetwas in mir hat mich weitermachen lassen. Ich wollte nicht aufgeben und ich konnte gar nicht, weil ich wusste, dass mein Körper nicht gegen mich ist. Er will nur endlich verstanden werden. Ich habe mich tief in die Welt der gesunden Ernährung eingearbeitet, Stuhlbefunde analysiert, Pflanzen studiert, Schleimhäute beruhigt, die Leber unterstützt, die Psyche miteingebunden, mein Nervensystem reguliert, gelernt, langsam zu kauen, zu atmen, zu fühlen. Ich wurde belächelt und kritisiert. Viele aus meinem Umfeld konnten nicht begreifen, warum ich all das tue und warum ich mich ausgerechnet über den Darm und all die scheinbar esoterischen Mittel der Naturheilkunde heilen wollte. Aber ich wusste, dass es für mich keinen anderen Weg gab. Ich wollte nicht nur funktionieren, ich wollte endlich wieder leben und natürlich gesund werden.

Was dann geschah, hätte ich mir in meinen dunkelsten Zeiten nicht einmal in meinen kühnsten Träumen vorstellen können, denn plötzlich war sie da, diese Energie, von der alle redeten. Mein Körper hörte auf zu kämpfen, und mit dieser neuen Kraft kam das Vertrauen in mich, in meinen Körper und in meine Intuition mehr und mehr zurück. Dann geschah das, was entsteht, wenn wir nicht mehr damit beschäftigt sind, unsere Symptome zu überleben. Mir wurde damals erst richtig bewusst, wie sehr meine Krankheiten meinen Alltag, mein Denken, mein Handeln und mein Leben bestimmt und beeinflusst haben. Denn plötzlich waren da nicht mehr die ständig kreisenden Gedanken um meine Neurodermitis, Lebensmittel, die ich nicht vertrage und Alkohol, den ich zum Betäuben brauchte. Und tatsächlich entstand mit meiner neu gewonnenen Gesundheit eine Vision. Ich wusste plötzlich, dass ich all das, was ich gelernt, erlebt, überlebt und erforscht hatte, nicht für mich behalten konnte. Es war größer als ich. Ich wollte es unbedingt weitergeben. Zuerst ging ich klassisch den Weg der Ernährungsberaterin, dann wurde ich Darmtherapeutin, dann Heilpraktikerin und Traumatherapeutin, bildete mich immer weiter, behandelte, begleitete, hörte zu, analysierte und fühlte mit. Ich durfte in den Jahren darauf mehrere tausend Menschen in ihrer Heilung unterstützen und es war jedes Mal wie ein Spiegel. Jede Geschichte war ein Stück weit auch meine.

2022 entstand dann mein *Institut für Naturheilkunde und Ayurveda* und mit ihm meine erste eigene zertifizierte und staatlich zugelassene Ausbildung zur holistischen Darmtherapeutin. Daraus entwickelte sich Schritt für Schritt etwas Großes. Ich baute weitere Aus- und Weiterbildungen auf, vertiefte mein Wissen und trug es in die Welt hinaus. Je mehr ich anderen dabei half, ihren Weg zu gehen, desto klarer wurde mir, dass Gesundheit nicht das Ziel ist. Sie ist das Fundament. Heute begleite ich nicht nur Menschen in ihrer körperlichen Heilung, sondern auch auf dem Weg in ihre Identität, in ihre Berufung und in ihren eigenen authentischen Erfolg. Ich bin tief in der Welt von Körper, Seele und Identität angekommen und habe bis heute über 5.000 Menschen, in erster Linie Frauen, auf ihrer Reise begleiten dürfen.

Es sind tatsächlich vor allem Frauen, die sich an sich selbst erinnern, die sich trauen, groß zu denken, mutig zu handeln, ehrlich zu leben und das alles aus einer tiefen Verbindung zu ihrem Körper heraus. Und ja, ich habe mir durch diesen Weg ein Leben erschaffen, das ich mir früher nicht einmal zu träumen gewagt hätte, weil es zu groß schien. Ich lebe heute mit meiner Familie gesund, frei und (finanziell) erfüllt, weil ich gelernt habe, meinem Körper zuzuhören und meiner inneren Stimme zu vertrauen.

Diese Geschichte teile ich nicht, um sie zu feiern oder anzugeben, sondern um zu zeigen, dass es auch für dich möglich ist. Denn wahre Gesundheit bringt nicht nur Heilung. Sie bringt dir deine Kraft zurück und mit ihr beginnt ein neues Leben.

6. STILLE ENTZÜNDUNGEN: URSACHE STATT FOLGE VERSTEHEN

Vielleicht hast du dich auch schon gefragt, wieso der eine nach einem Stück Kuchen völlig aufgedreht durch die Gegend rennt, während der andere in sich zusammenfällt wie ein Kartenhaus.

Warum manche Menschen ständig müde sind, gereizt, unkonzentriert und aufgedunsen, aber sich nichts »finden lässt« und warum du dich manchmal fühlst, als würde dein Körper auf alles und nichts gleichzeitig reagieren.

Ein großes Puzzlestück dieser Rätsel sind die stillen Entzündungen. Studien zeigen, dass chronisch niedriggradige Entzündungen eine zentrale Rolle bei der Entstehung zahlreicher Krankheiten spielen, darunter Herz-Kreislauf-Erkrankungen, Typ-2-Diabetes Depressionen, Alzheimer und sogar Krebs.

Was viele nicht verstehen, ist, dass diese Entzündungen nicht die Folge dieser Krankheiten sind, sondern häufig deren Ursachen. Diese Erkenntnis verändert unser Verständnis von Gesundheit fundamental, denn wenn Entzündungen am Anfang stehen, können wir durch deren Bekämpfung die Entstehung vieler chronischer Erkrankungen verhindern. Stille Entzündungen beginnen meist im Darm, dort, wo wir sie in der Regel am wenigsten vermuten.

Ein durchlässiger Darm, ein gestörtes Mikrobiom, eine gereizte Schleimhaut oder eine stille Immunaktivierung im Verdauungstrakt können, wie du bereits weißt, über Jahre hinweg unterschwellige Entzündungen befeuern, auch ohne klare Symptome.

Der Prozess ist heimtückisch:

- Die Schleimhautbarriere wird durchlässig.
- Fremdstoffe und Bakterienfragmente gelangen ins Blut.
- Das Immunsystem schlägt Alarm.
- Dieser Alarmzustand bleibt bestehen.
- Eine systemische, also den ganzen Körper betreffende, Entzündung entsteht.

Dieser permanente Entzündungszustand ist ein idealer Nährboden für zahlreiche chronische Krankheiten. Wenn wir ehrlich sind, ist unsere heutige Lebensweise das perfekte Rezept für einen dauerhaft entzündeten Körper. Wir haben uns eine Lebensweise angewöhnt, die uns still und leise krank macht – nicht von jetzt auf gleich, sondern Mahlzeit für Mahlzeit, Tag für Tag, Jahr für Jahr. Das Fatale daran ist, dass wir diesen Zustand für »normal« halten. Müdigkeit, Schlafprobleme, Hautunreinheiten, Gewichtszunahme, ständige Infekte, Verdauungsstörungen, Allergien, Gereiztheit – all das ist für viele Menschen inzwischen Alltag. Doch nur, weil der Großteil »irgendwie krank« ist, heißt das noch lange nicht, dass dies normal ist. Die Zahlen sprechen eine deutliche Sprache. Über 60 Prozent der Menschen in Deutschland sind übergewichtig und über die Hälfte aller Erwerbstätigen war im Jahr 2023 mindestens einmal krankgeschrieben. Ein historischer Höchstwert. Einer der größten Treiber dieser Entzündungsprozesse ist unsere tägliche Ernährung. Was du isst, beeinflusst nicht nur deine Energie, dein Gewicht oder deinen Stuhlgang, sondern auch deine Entzündungsneigung, dein Mikrobiom, deine Schleimhäute, deine Hormonregulation, deine Leberfunktion und, wie du nun weißt, auch deine emotionale Stabilität.

7. ENTZÜNDUNGSFÖRDERNDE LEBENSMITTEL

Es ist wissenschaftlich belegt, dass Zucker einer der Hauptübeltäter der modernen Ernährung ist. Ein hoher Zuckerkonsum fördert proinflammatorische Zytokine und ist mit erhöhten CRP-Werten assoziiert, einem wichtigen Marker für bakterielle Entzündungen. Der Schaden geht aber weit über die direkte Entzündungsförderung hinaus. Zucker fördert die Vermehrung fäulnisbildender Bakterien im Darm, erhöht die Durchlässigkeit der Darmschleimhaut und ständige Insulinspitzen verstärken das Risiko für chronische Entzündungen.

Zucker stört außerdem das hormonelle Gleichgewicht, fördert Heißhunger und zählt zur absoluten »Lieblingsspeise« von Krebszellen. Dieser Faktor wird meines Erachtens bis heute stark unterschätzt und über die Zusammenhänge wird viel zu wenig aufgeklärt. Zucker ist nicht nur ein Nährstoffräuber, sondern auch Futter für Krebszellen.

Bereits in den 1920er-Jahren machte der Biochemiker und Nobelpreisträger Dr. Otto Warburg eine bahnbrechende Entdeckung. Im Gegensatz zu gesunden Zellen, die Energie hauptsächlich durch die sauerstoffabhängige Zellatmung in den Mitochondrien gewinnen, produzieren Krebszellen ihre Energie primär durch Glykolyse, selbst wenn ausreichend Sauerstoff vorhanden ist. Diese »aerobe Glykolyse« wird heute als Warburg-Effekt bezeichnet. Was bedeutet das konkret? Während gesunde Zellen Glukose in einem effizienten Prozess verwerten und daraus 36 ATP-Moleküle (Energieträger) gewinnen, nehmen Krebszellen etwa 10- bis 20-mal mehr Glukose auf, wandeln diese aber ineffizient um und gewinnen nur zwei ATP pro Glukosemolekül. Diese ineffiziente Energiegewinnung hört sich zunächst nachteilig an, bietet Krebszellen jedoch entscheidende Vorteile, da sie auch unter sauerstoffarmen Bedingungen überleben können. Die entstehenden Zwischenprodukte dienen als Bausteine für schnelles Zellwachstum, die produzierten Säuren verändern das Tumormikromilieu und fördern die Bildung von Metastasen. Neuere Forschungen zeigen, dass Krebszellen ihre Glukoseaufnahme durch verstärkte Expression von Glukosetransportern (GLUT) auf ihrer Zelloberfläche massiv steigern. Dies führt zu einem regelrechten »Glukose-Sog« im Tumorgebiet, der gesunden Zellen buchstäblich den Treibstoff entzieht. Bei erhöhtem Blutzuckerspiegel steht den Krebszellen entsprechend mehr »Brennstoff« zur Verfügung, was zu beschleunigtem Tumorwachstum, verstärkter Metastasierung und erhöhter Therapieresistenz führen kann. Die besondere Vorliebe von Krebszellen für Zucker wird in der Medizin sogar diagnostisch genutzt. Bei der Positronen-Emissions-Tomographie (PET) wird radioaktiv markierte Glukose injiziert. Da Krebszellen diese Glukose besonders gierig aufnehmen, werden Tumorherde im Scan als helle »Hot Spots« sichtbar. Diese Bildgebung ist ein direkter Beweis dafür, dass Krebszellen tatsächlich Zuckermagnete sind – ein Grundprinzip, das in der Onkologie täglich zur Diagnostik genutzt wird. Zucker schwächt zudem das Immunsystem, das für die Erkennung und Beseitigung entarteter Zellen zuständig ist. Hohe Glukosekonzentrationen beeinträchtigen die Aktivität von natürlichen Killer- und T-Zellen, genau jene Immunzellen, die für die Krebsabwehr entscheidend sind. Konkret führt ein hoher Zuckerkonsum zu reduzierter Phagozytose, verminderter Produktion von Interferon-gamma, eingeschränkter Antikörperproduktion und allgemein schwächerer Immunantwort gegen Krebszellen. Besonders alarmierend sind neuere Forschungsergebnisse, die zeigen, dass Zucker nicht nur das Wachstum bestehender Tumoren fördert, sondern auch die Metastasierung begünstigt. Der durch Fruktose (ein Bestandteil von Haushaltszucker) ausgelöste Stoffwechselweg kann die Ausbreitung von Krebszellen signifikant beschleunigen. Die Verbindung zwischen Zucker und Krebs ist definitiv komplex, aber unmissverständlich. Zucker ist nicht nur ein Brandbeschleuniger für Entzündungen, sondern auch Treibstoff für Krebszellen. Während ein gelegentliches Stück Kuchen sicher nicht direkt Krebs verursacht, kann ein dauerhaft hoher Zuckerkonsum das Risiko signifikant erhöhen. Was du täglich isst, entscheidet also darüber, welche Zellen in deinem Körper gefördert werden – die gesunden oder die entarteten. Aber inzwischen weißt du ja, dass wir dem bewusst entgegensteuern können. Durch eine bewusste zuckerarme und nährstoffreiche Ernährung kannst du aktiv dazu beitragen, dein Krebsrisiko zu senken und dein Immunsystem in seiner Abwehrfunktion zu stärken. Es gibt kaum einen Bereich, bei dem du so viel Einfluss nehmen kannst wie in der Ernährung. Aber nicht nur Zucker ist ein großes Problem, sondern auch Gluten, und viele fragen sich, warum Gluten früher kein Problem war. Die Antwort liegt wie so oft in Menge und Qualität.

Die industrielle Verarbeitung heutiger Weizensorten hat mit dem ursprünglichen Getreide unserer Großeltern nur noch wenig gemeinsam. Durch Hochzüchtung enthält moderner Weizen deutlich mehr Gluten, besonders die immunaktiven Gliadin-Fraktionen haben zugenommen. Gluten ist heute nicht nur in Brot und Pasta enthalten, sondern befindet sich als versteckter Zusatzstoff in zahlreichen Fertigprodukten. Dazu kommt, dass wir Gluten quasi ununterbrochen essen. Der Körper reagiert auf diese Dauerbelastung mit Reizungen, Schleimhautschäden und einer erhöhten Ausschüttung von Zonulin. Was folgt, weißt du bereits. Es ist das *Leaky Gut Syndrom*, das zu

Unverträglichkeiten, Immunreaktionen und Entzündungsprozessen führt. Die sogenannte »Nicht-Zöliakie-Nicht-Allergische-Weizensensitivität« ist inzwischen wissenschaftlich anerkannt und betrifft deutlich mehr Menschen, als lange vermutet wurde. Es handelt sich um eine Immunreaktion auf Gluten, die ohne die typischen Zöliakie-Marker auftritt, aber dennoch systemische Entzündungen auslösen kann. Machen wir weiter mit tierischen Produkten und wenn du jetzt denkst: »Na super, was soll ich denn dann noch essen? Alles, was mir Genuss bereitet, macht mich scheinbar krank!«, dann kann ich dich beruhigen. So dramatisch ist es nicht, denn die Dosis macht das Gift. Allerdings muss ich klarstellen, dass unsere heutige westliche Ernährungsweise nichts mehr mit der jahrtausendelangen Ernährung zu tun hat. Nicht umsonst gibt es uns Menschen seit Millionen von Jahren. Eine frische, natürliche Ernährung war neben der Möglichkeit der Fortpflanzung am wichtigsten für das Überleben.

Konventionelle tierische Produkte, insbesondere verarbeitetes Fleisch, Wurst und Fast-Food-Produkte, sind häufig reich an gesättigten Fettsäuren, Arachidonsäure, Hormonrückständen und entzündungsfördernden Verbindungen wie AGEs *(Advanced Glycation End-products).* Eine mehrjährige Langzeitstudie der Harvard Universität (Schulze et al., 2021) mit über 100.000 Teilnehmer:innen konnte nachweisen, dass der regelmäßige Konsum von verarbeitetem Fleisch mit einem bis zu 30 Prozent erhöhten Risiko für chronisch-entzündliche Erkrankungen verbunden ist. Studien zeigen, dass eine fleischreiche, ballaststoffarme Ernährung mit erhöhtem Entzündungspotenzial einhergeht und das Darmmikrobiom nachteilig verändert. In einer faszinierenden Untersuchung von Garcia-Mantrana (2022) wurde gezeigt, dass der Wechsel von einer pflanzenbasierten zu einer fleischreichen Ernährung innerhalb von nur 48 Stunden zu einer signifikanten Zunahme von potenziell pathogenen Bakterien im Darm führt, während schützende Arten wie Bifidobakterien deutlich abnehmen. Auch industrielle Fette wie Transfette oder mehrfach verarbeitete Pflanzenöle (zum Beispiel Sonnenblumen- oder Sojaöle) können proinflammatorisch wirken, da sie das Verhältnis von Omega-6- zu Omega-3-Fettsäuren massiv verschieben. Ein Ungleichgewicht in diesem Verhältnis begünstigt entzündliche Prozesse, was wiederum stille Entzündungen im Körper fördert. Die moderne westliche Ernährung hat das natürliche Verhältnis von Omega-6 zu Omega-3, das evolutionär bei etwa 1:1 bis 4:1 lag, auf teilweise 20:1 oder höher verschoben. Diese dramatische Veränderung trägt maßgeblich zur sogenannten »entzündlichen Grundlast« unseres Körpers bei. Eine bemerkenswerte Studie von Simopoulos (2023) konnte zeigen, dass eine Normalisierung dieses Verhältnisses durch die Reduktion von Omega-6 und die gleichzeitige Erhöhung von Omega-3 zu einer signifikanten Verbesserung entzündlicher Biomarker führt.

8. ENTZÜNDUNGSHEMMENDE LEBENSMITTEL

Auf der anderen Seite stehen die Lebensmittel mit natürlicher entzündungshemmender Wirkung. Curcumin aus der Kurkumawurzel ist eines der am besten erforschten natürlichen Antiphlogistika. Es hemmt den NF-κB-Signalweg, einen zentralen Regulator der Entzündungsreaktion und zeigt vergleichbare Wirksamkeit wie einige synthetische Entzündungshemmer, jedoch ohne deren Nebenwirkungen. Eine bemerkenswerte klinische Studie von Hewlings und Kalman (2021) konnte nachweisen, dass bereits 500 mg Curcumin täglich über acht Wochen zu einer Reduktion von systemischen Entzündungsmarkern um bis zu 32 Prozent führen kann. Besonders wirksam wird Curcumin in Kombination mit schwarzem Pfeffer (Piperin), der die Bioverfügbarkeit um das bis zu 2.000-fache erhöht und wenn es zusammen mit etwas Fett eingenommen wird. Dies erklärt, warum traditionelle Currygerichte oft sowohl Pfeffer als auch Kokosöl oder Ghee enthalten. Beeren aller Art, besonders Heidelbeeren, Brombeeren und Himbeeren, sind reich an Anthocyanen und anderen Polyphenolen, die nachweislich entzündungshemmende Eigenschaften besitzen. Eine randomisierte kontrollierte Studie von Cassidy und Team (2022) mit über 200 Teilnehmer:innen konnte zeigen, dass der tägliche Konsum von 150 g gemischten Beeren über sechs Monate die Entzündungsmarker IL-6 und TNF-alpha signifikant senkte und gleichzeitig die Konzentration entzündungshemmender Darmbakterien erhöhte. Auch grünes Blattgemüse wie Spinat, Grünkohl und Rucola enthält bioaktive Verbindungen, die entzündungshemmend wirken. Der hohe Gehalt an Chlorophyll, Vitaminen, Mineralien und sekundären Pflanzenstoffen macht sie zu echten Entzündungsbremsern. Eine Studie der University of California (Martinez-Gonzalez, 2021) konnte nachweisen, dass bereits eine tägliche Portion grünes Blattgemüse (etwa 100 g) zu einer messbaren Reduktion von Oxidationsprodukten im Blut führt und die antioxidative Kapazität erhöht. Omega-3-reiche Lebensmittel wie Wildlachs, Leinsamen, Chiasamen und Walnüsse liefern essenzielle Fettsäuren, die gezielt entzündliche Prozesse hemmen. Sie fördern die Produktion von Resolvinen und Protektinen – körpereigenen Substanzen, die aktiv an der Auflösung von Entzündungen beteiligt sind. Eine wegweisende Interventionsstudie (Calder, 2023) konnte zeigen, dass die regelmäßige Aufnahme von 2 bis 3 g Omega-3-Fettsäuren täglich über zwölf Wochen den entzündungsfördernden Arachidonsäure-Stoffwechsel so modulieren kann, dass die Produktion entzündlicher Eicosanoide signifikant abnimmt. Fermentierte Lebensmittel wie Sauerkraut, Kimchi und Kefir wirken über mehrere Mechanismen entzündungshemmend. Sie liefern lebende Probiotika, unterstützen die Darmbarrierefunktion und stimulieren die Produktion kurzkettiger Fettsäuren, die selbst antientzündliche Eigenschaften besitzen. Eine bemerkenswerte Studie aus Stanford (Wastyk et al., 2023) konnte nachweisen, dass bereits sechs fermentierte Lebensmittel pro Woche über einen Zeitraum von zehn Wochen zu einer Reduktion von 19 verschiedenen Entzündungsmarkern führen, während gleichzeitig die Diversität des Mikrobioms zunimmt.

Das Geheimnis einer entzündungshemmenden Ernährung liegt jedoch nicht nur in einzelnen Superfoods, sondern in der Gesamtzusammenstellung deines Speiseplans. Die mediterrane Ernährung gilt als Goldstandard für eine anti-inflammatorische Diät. Sie kombiniert reichlich Gemüse, Olivenöl, Fisch, Hülsenfrüchte, Nüsse und moderate Mengen Vollkornprodukte mit einem geringen Anteil an verarbeitetem Fleisch, raffinierten Kohlenhydraten und industriellen Fetten.

Zahlreiche Langzeitstudien belegen die entzündungshemmenden Effekte dieser Ernährungsweise. Eine der umfassendsten Untersuchungen, die PREDIMED-Studie mit über 7.000 Teilnehmer:innen über einen Zeitraum von fünf Jahren, konnte zeigen, dass eine mediterrane Ernährung mit zusätzlichem Olivenöl oder Nüssen die Spiegel von Entzündungsmarkern wie CRP, IL-6 und Adhäsionsmolekülen signifikant senkt und das Risiko für entzündungsassoziierte Erkrankungen wie Herz-Kreislauf-Erkrankungen, Typ-2-Diabetes und bestimmte Krebsarten deutlich reduziert. Was bedeutet das nun konkret für dich? Es geht nicht um eine 180-Grad-Wende über Nacht oder um ein weiteres strenges Ernährungsregime.

Es geht vielmehr um bewusste Entscheidungen und darum, deinen Ernährungsstil Schritt für Schritt in eine entzündungshemmende Richtung zu lenken:

- Erhöhe den Anteil frischer, unverarbeiteter Pflanzenkost auf deinem Teller.
- Integriere regelmäßig entzündungshemmende Gewürze wie Kurkuma, Ingwer, Zimt und Oregano.
- Achte auf die Qualität deiner Fette: mehr Olivenöl, Avocados und Nüsse, weniger industriell verarbeitete Öle.
- Reduziere Zucker und hochverarbeitete Kohlenhydrate.
- Wähle, wenn du tierische Produkte isst, bewusst Qualität statt Quantität.
- Experimentiere mit fermentierten Lebensmitteln und finde heraus, welche dir schmecken.

Jede entzündungshemmende Mahlzeit ist ein Schritt in die richtige Richtung. Jedes ausgetauschte Lebensmittel, jede bewusste Entscheidung für deinen Körper ist wertvoll. Dein Körper registriert jeden dieser Schritte und wird dir durch mehr Energie, bessere Stimmung und langfristig durch echte Gesundheit danken. Eine entzündungshemmende Ernährung ist auch deshalb so wichtig, weil sie einen Kreislauf durchbricht. Entzündungen fördern Heißhunger und Gelüste auf genau die Lebensmittel, die weitere Entzündungen auslösen. Wenn du beginnst, diesen Kreislauf zu unterbrechen, wirst du feststellen, dass sich auch deine Geschmackspräferenzen ändern. Was früher unwiderstehlich erschien, verliert seinen Reiz, und was zunächst vielleicht fremd oder weniger befriedigend wirkte, wird zunehmend zu einer Quelle echter Befriedigung und echten Genusses.

Ich möchte dir noch etwas Wichtiges mit auf den Weg geben. Entzündungen entstehen nicht nur durch das, was du isst, sondern auch durch die Art und Weise, wie du isst. Stress beim Essen, hastig verschlungene Mahlzeiten und ein aktiviertes Nervensystem können selbst die gesündeste Nahrung in einen potenziellen Entzündungstrigger verwandeln. Die Verdauung beginnt bereits im Kopf, und ein entspannter, achtsamer Zustand beim Essen kann die Verdauungsenzyme, die Darmperistaltik und die Nährstoffaufnahme optimieren. Eine kurze Atempause vor dem Essen, bewusstes Kauen und die Wertschätzung deiner Mahlzeit können ebenso wirksam sein wie die sorgfältige Auswahl der Lebensmittel selbst. Dies ist kein esoterisches Konzept, sondern basiert auf dem Zusammenspiel zwischen Parasympathikus (Ruhe- und Verdauungsnerv) und optimaler Verdauungsfunktion. Mit jedem Tag, an dem du deinem Körper entzündungshemmende Nahrung zuführst, verbesserst du nicht nur deine aktuellen

Symptome, sondern investierst in deine langfristige Gesundheit. Du baust langsam ein Fundament auf, das deinen Körper unterstützt, statt ihn zu belasten. Und je länger du dranbleibst, desto deutlicher werden die Ergebnisse spürbar sein – in Form von mehr Energie, besserer Laune, klareren Gedanken, einem ruhigeren Verdauungssystem und letztlich einem gesünderen, vitaleren Leben. Der menschliche Körper ist nicht dafür gemacht, den ganzen Tag im Sitzen zu verbringen, unter Kunstlicht zu leben, sich von Fertigprodukten, Zucker und synthetischen Zusatzstoffen zu ernähren und chronisch unter Strom zu stehen. **Wir sind Natur und wir brauchen Natur.** Wir brauchen echte Lebensmittel, echten Schlaf, echte Ruhe und Sonnenlicht auf der Haut. Bewegung, die Freude macht, Wärme, die nicht nur aus dem Heizkörper kommt und Nahrung, die nicht nur satt macht, sondern wirklich nährt. Gesundheit beginnt nicht in irgendeinem Labor, sondern in deinem Alltag – in dem, was du denkst, fühlst, tust und isst. Es geht natürlich nicht um »verbotenes Essen« oder Schwarz-Weiß-Denken, sondern um Klarheit und darum, die Verantwortung für deine Gesundheit zu übernehmen.

Um dir den Einstieg zu erleichtern, kannst du einen einfachen Wochenplan erstellen, der entzündungshemmende Lebensmittel in deinen Alltag integriert. Zum Frühstück beispielsweise Overnight-Chia-Pudding mit Beeren und Walnüssen, einen grünen Smoothie mit Spinat, Avocado und Ingwer oder warmes Porridge mit Zimt, Leinsamen und Apfel. Mittags bieten sich bunte Gemüse-Buddha-Bowls mit Kurkuma-Dressing, Brokkoli-Kokos-Suppe mit Ingwer und Koriander oder mediterraner Salat mit Olivenöl, Wildkräutern und fermentiertem Gemüse an. Zum Abendessen kannst du gedünsteten Fisch mit Gemüse und Kräutern, Linsencurry mit Brokkoli und Wildreis oder gefüllte

Paprika mit Quinoa und antiinflammatorischen Gewürzen zubereiten. Als Snacks eignen sich eine Handvoll Walnüsse oder Mandeln, Gurkensticks mit Hummus, ein Beeren-Smoothie oder getrocknete Früchte. Mir läuft das Wasser im Mund zusammen, während ich diese Mahlzeiten aufschreibe.

Was du täglich isst, beeinflusst nicht nur deinen Blutzucker und deinen Bauchumfang, sondern auch die Aktivität deines Immunsystems, die Regenerationsfähigkeit deiner Darmschleimhaut, die Gesundheit deiner Leber und die Stabilität deiner Emotionen. Entzündungen sind nicht per se schlecht – versteh mich nicht falsch –, sie sind sogar ein notwendiger Schutzmechanismus. Wenn sie allerdings außer Kontrolle geraten, können sie genau das zerstören, was sie eigentlich schützen sollen. Deshalb ist es so wichtig, sie wieder in Balance zu bringen. Eine stille Entzündung ist eine Einladung zurück in die Verbindung mit dir und deinem Körper, denn dein Körper will gesund sein. Er braucht allerdings die richtigen Bedingungen dafür und die beginnen bei dem, was auf deinem Teller liegt. Jede einzelne Mahlzeit ist also eine Chance, deinen Körper zu unterstützen oder zu belasten. Diese Wahl hast du mindestens dreimal täglich – nutze sie weise.

KAPITEL 6

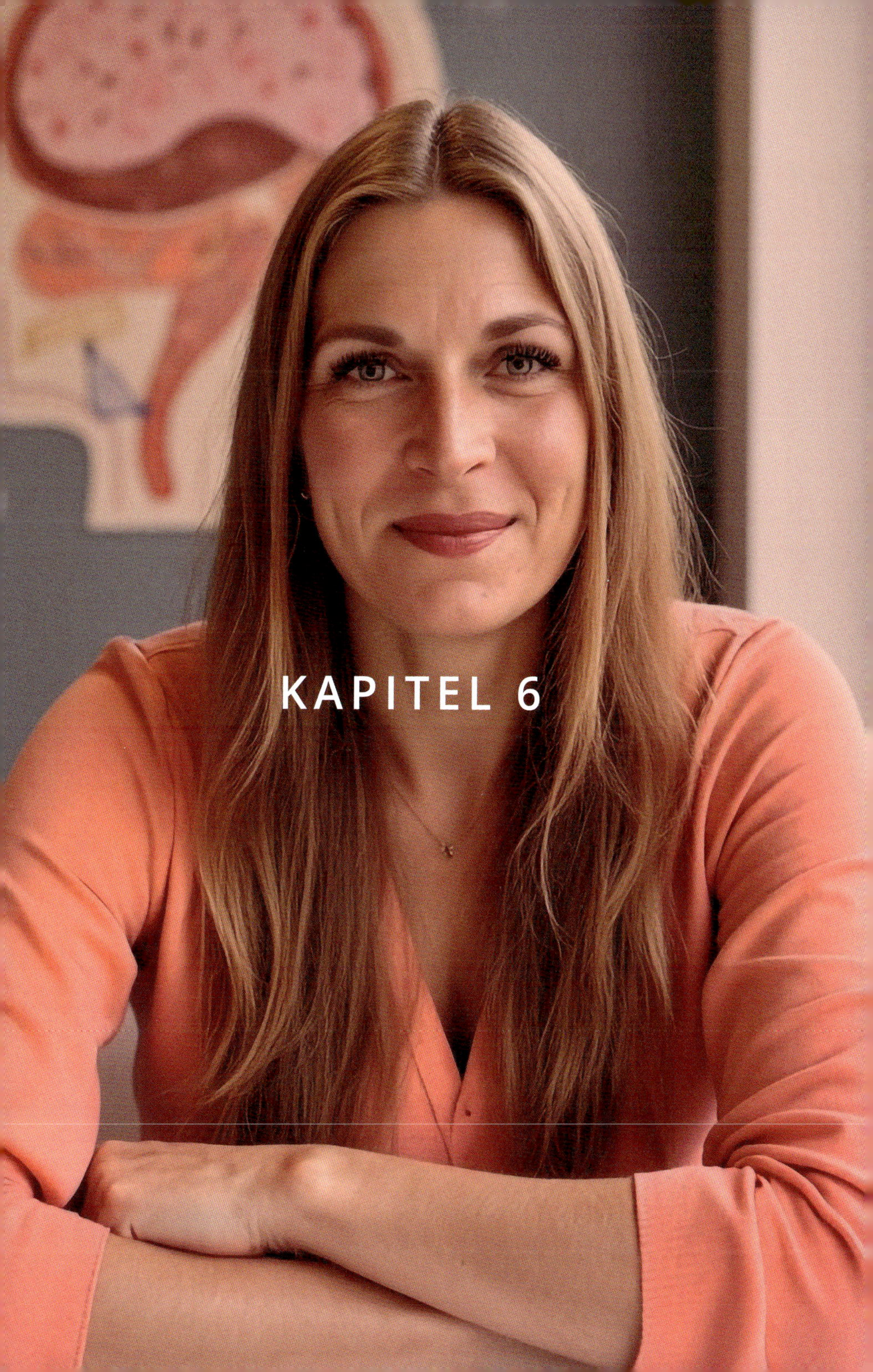

1. DIE UMSETZUNG – VON DER PRAXIS IN DEIN LEBEN

Bestimmt fragst du dich schon die ganze Zeit, wie die ganzheitliche Arbeit, von der ich hier spreche, konkret aussieht. Die Darmtherapie, die nicht nur den Stuhl analysiert, sondern den Menschen in seiner Tiefe erkennt und weil ich weiß, dass Wissen geteilt werden will, nicht als Theorie, sondern als erfahrbare Kraft, nehme ich dich nun mit in meine Praxis. Ich öffne dir die Tür zu einem Raum, in dem ich meine Patient:innen oft viele Monate begleite. Ich möchte Ansätze, Werkzeuge, Gedanken und Beobachtungen mit dir teilen, die sonst nur die wunderbaren Frauen lernen, auf die ich in meinen Aus- und Weiterbildungen am Institut treffe.

2. ANAMNESE UND DIAGNOSTIK IN DER DARMTHERAPIE

Wenn Patient:innen zu mir in die Praxis kommen, sind sie in den allermeisten Fällen nicht erst seit gestern auf der Suche. Viele haben bereits eine Odyssee aus Arztpraxen, Kliniken, Google-Nächten, willkürlichen Nahrungsergänzungsmitteln und Hoffnungen hinter sich. Sie sind erschöpft, verunsichert und gleichzeitig voller Sehnsucht nach einer echten Lösung. Zu mir kommen die Menschen, die wirklich nicht mehr weiterwissen und an einem Punkt angelangt sind, an dem nichts mehr geht. Ich bedaure es, dass sie erst dann in meine Praxis finden, »wenn das Kind schon in den Brunnen gefallen ist«, wie ich immer gerne sage. Ich wünsche mir für die Zukunft, dass Menschen verstehen, dass nicht immer erst der große Knall kommen muss und eine jahrelange Arztpraxis-Litanei, bis man auf die Idee kommt, sich aus purer Verzweiflung und dem Gefühl, dass es »ja nicht mehr schlimmer werden kann«, der Natur zuzuwenden. **Wir dürfen nicht vergessen, dass die Schulmedizin die eigentliche Alternativmedizin ist und nicht die Naturheilkunde, wie heute gern behauptet wird**. Die Naturheilkunde existiert bereits seit vielen tausend Jahren; die Schulmedizin seit ungefähr 1876. Grundsätzlich spreche ich ungern von Alternativmedizin, sondern lieber von Komplementärmedizin und das ist, was ich mir am meisten wünsche: dass Ärzt:innen, Heilpraktiker:innen, Ernährungsberater:innen, Yogalehrer:innen und Gesundheitsexpert:innen komplementär, Hand in Hand, arbeiten und sich gegenseitig unterstützen. Jede meiner Behandlungen beginnt nicht mit »einer schnellen Nummer«, erst recht nicht mit einem Rezept, nicht mit einem Shake und auch nicht mit einem Detox-Kit, sondern mit einem Gespräch und einer sehr ausführlichen Anamnese. Allein bei den Gesprächen merke ich immer wieder, dass es genau das ist, was vielen Patient:innen bisher gefehlt hat. Jemand, der wirklich zuhört, sein Gegenüber ernst und sich Zeit nimmt.

Ich glaube zutiefst, dass Heilung Informationen braucht – ja. Aber sie braucht noch viel mehr. Sie braucht Verbindung, Vertrauen, Klarheit und die Bereitschaft, Verantwortung zu übernehmen. Nicht im Sinne von »Schuld«, sondern im Sinne von »Ich entscheide ab jetzt jeden Tag neu. Für mich, für meine Gesundheit und für mein Leben«. Diese Entscheidung wird nicht nur einmal getroffen, sondern jeden Tag aufs Neue: beim Einkauf, beim Frühstück, bei Stress, bei Stillstand und bei Rückschlägen. Deshalb begleite ich meine Patient:innen nicht nur auf körperlicher Ebene, sondern auch durch emotionale und mentale Prozesse, die dazugehören, wenn sie wirklich etwas verändern wollen. Unser Körper heilt nicht im luftleeren Raum und keine noch so gute Darmflora wird langfristig gesund existieren, wenn der Alltag weiterhin vollgepackt ist mit Dauerstress, gedanklichen Selbstsabotageprogrammen und Essen aus Gewohnheit statt echter Verbindung zu sich selbst.

Natürlich kann ich dir nur einen kleinen Einblick geben in das, was in Wahrheit ein vielschichtiger und oft individueller Prozess ist. Die Anamnese, also die Kunst, wirklich zuzuhören, zwischen den Zeilen zu lesen und die wahren Zusammenhänge aufzuspüren, nimmt in meiner Arbeit mehrere Stunden in Anspruch. Keine Schnellabfrage mit Kreuzchen, sondern ein tiefes Eintauchen in das, was der Körper und die Biografie eines Menschen erzählen. Häufig liegt hier schon der Schlüssel, und wenn wir diesen Schlüssel gefunden haben, zumindest eine erste Ahnung davon, dann beginnt die nächste Phase: die Stuhldiagnostik. Auch hier arbeite ich nicht nach Schema F. Die Wahl der

Parameter richtet sich immer nach den bestehenden Diagnosen, Beschwerden und Symptomen, aber vor allem auch nach dem, was und wie jemand isst, lebt, denkt und fühlt. Denn Reizdarm ist nicht gleich Reizdarm und ein Blähbauch hat nicht bei jedem dieselbe Ursache. Mir ist wichtig zu betonen, dass der Stuhl für mich kein reines Laborobjekt darstellt, sondern ein Informationsspeicher ist. Dieser Befund ist ein ehrlicher Gesundheitsbericht und manchmal ein letzter Hilferuf. Die Analyse, die ich veranlasse, ist nicht nur technischer Natur, sondern Teil einer ganzheitlichen Betrachtung, die viele Facetten einbezieht. Wenn ich mit einem neuen Stuhlbefund arbeite, dann mache ich das nicht wie eine Wissenschaftlerin im weißen Kittel und einer Lupe, sondern ich agiere wie eine Art Dolmetscherin zwischen Körper und Geist. Denn was wir da auf schwarz-weißem Laborpapier geschrieben sehen, sind für mich nicht nur reine Zahlen, sondern Botschaften und wichtige Signale aus dem Inneren, und sie erzählen Geschichten. Von dem, was nicht mehr in Balance ist, und von dem, was fehlt oder viel zu lange ignoriert wurde.

Gerne gebe ich dir noch einmal eine Übersicht zu den wichtigsten Parametern in der Naturheilkunde:

1. Dazu gehört natürlich die Zusammensetzung der Darmflora inklusive der potenziell pathogenen Keime und Pilze, denn nur, wenn ich weiß, wer da unten gerade wohnt, kann ich auch entscheiden, wen ich vielleicht bitten muss, auszuziehen. Der pH-Wert, der hier immer automatisch mit untersucht wird, sagt mir viel über das mikrobiologische Milieu, über Gärung, Fäulnis und den möglichen Beginn einer Fehlbesiedlung.

2. Das sIgA zeigt mir, wie stark oder geschwächt die lokale Immunabwehr aufgestellt ist und ob der Körper überhaupt noch Kraft hat, auf Reize zu reagieren oder sich schon im chronischen Rückzugsmodus befindet.

3. Zonulin, das vielleicht berühmteste der Leaky-Gut-Proteine, macht sichtbar, wie durchlässig die Schleimhaut geworden ist und wie weit sich die Tür für ungebetene Gäste bereits geöffnet hat.

4. Alpha-1-Antitrypsin dient mir als Entzündungsmarker im Darm – ein leiser, aber klarer Hinweis darauf, dass das Immunsystem womöglich längst mit schwelenden Prozessen beschäftigt ist, die niemand auf dem Schirm hatte, und darauf, wie weit fortgeschritten ein *Leaky Gut Syndrom* bereits ist.

5. Verdauungsrückstände im Stuhl zeigen, dass Nährstoffe wie Fette, Eiweiße oder Kohlenhydrate nicht vollständig aufgespalten und aufgenommen wurden. Sie sind ein Hinweis darauf, dass Verdauungsorgane wie Bauchspeicheldrüse, Leber oder Dünndarm überlastet oder geschwächt sind und dass die Nahrung den Körper nicht optimal versorgt.

6. Die Pankreas-Elastase 1 gibt mir schließlich Auskunft darüber, wie gut die Bauchspeicheldrüse noch Verdauungsenzyme liefert oder ob wir es vielleicht mit einem Menschen zu tun haben, der seit Jahren nicht mehr wirklich verdaut, sondern lediglich »durchschleust«.

Natürlich erweitere ich diese Parameter je nach Fall. Welche Werte ich im Stuhl zusätzlich untersuche, entscheide ich nicht pauschal, sondern immer individuell – je nachdem, mit welchen Beschwerden Patient:innen zu mir kommen. So unterschiedlich wie unsere Symptome sind, so unterschiedlich sind auch die Ursachen, die dahinterstecken können.

Jetzt gehen wir einmal richtig rein in meine Praxis:

Scanne einfach diesen QR-Code und schaue dir mein Video an, in dem ich dir einen echten Stuhlbefund einer älteren Patientin mit diffusen Magen- und Darmbeschwerden zeige:

Kommt jemand mit chronisch-entzündlichen Darmerkrankungen wie Morbus Crohn oder Colitis ulcerosa zu mir, ist für mich schnell klar: Wir müssen unbedingt den Entzündungsmarker Calprotectin und ß-Defensin im Stuhl messen, um zu sehen, wie aktiv die Entzündung im Darm ist. Bei Patient:innen mit unerklärlichen Magen-Darm-Beschwerden, die vielleicht auf bestimmte Lebensmittel reagieren, aber keine genaue Diagnose haben, lasse ich häufig Marker wie Anti-Gliadin-sIgA und Anti-Transglutaminase-sIgA analysieren, um Hinweise auf eine mögliche Glutenunverträglichkeit oder -sensitivität zu bekommen. Wenn die Haut betroffen ist, sich der Verdacht auf eine gestörte Fettverdauung zeigt oder die Leber eine Rolle spielt, kann es sinnvoll sein, die Gallensäuren mitzubestimmen. Sie geben Aufschluss darüber, ob die Verdauung von Fetten noch gut funktioniert oder ob hier ein Ungleichgewicht vorliegt. Bei unklaren Symptomen im Oberbauch, chronischem Sodbrennen oder wiederkehrendem Druck unter dem Rippenbogen denke ich oft an einen möglichen Befall mit Helicobacter pylori, ein Bakterium, das die Magenschleimhaut reizen und viele Beschwerden verursachen kann. Und manchmal, und das ist vielleicht der wichtigste Punkt, zeigen nicht nur die Beschwerden allein, was ich untersuche, sondern das Gesamtbild ist entscheidend. Ich nehme mir in der Anamnese viel Zeit, höre zu, frage nach und verbinde Punkte, die scheinbar nichts miteinander zu tun haben. Aus diesem Gesamtbild ergibt sich dann, welche Marker sinnvoll sind. Es gibt kein Schema F. Es gibt nur den Menschen, der vor mir sitzt. Am Ende geht es nicht darum, den Menschen in einem Befund zu verlieren, sondern darum, dass wir verstehen, wo das Gleichgewicht verloren ging und wie wir es Schritt für Schritt wiederherstellen können. Wenn ich mit meiner therapeutischen Arbeit beginne, gibt es einen wichtigen Leitsatz, der für mich über allem steht: **Kein Mensch kann heilen, wenn seine Darmschleimhaut brennt wie ein Lagerfeuer.** Deshalb beginnt jede meiner Therapien – wirklich jede – mit der Regeneration dieser. Sie ist nicht nur eine zarte Schutzschicht, sie ist Grenzorgan, Immunbarriere, Kommunikationsfläche und Energiezentrum in einem. Doch wenn sie entzündet, durchlässig oder erschöpft ist, kann kein Probiotikum der Welt Wunder wirken. Dann brauchen wir erst einmal Ruhe, Nährung und Regeneration. Ich arbeite in dieser Phase grundsätzlich mit gezielten antientzündlichen Präparaten, die sanft, aber tief wirken. Ich wähle eine Kombination aus Pflanzenmedizin, Mineralstoffen, präbiotischer Unterstützung und ausgewählten Schleimhautnährstoffen. Diese erste Phase ist für viele meiner Patient:innen oft die wohltuendste, weil sie merken, dass nicht sofort etwas »rausgeschmissen« oder »abgetötet«, sondern erst einmal gestärkt wird. Das ist wichtig, gerade in einer Welt, in der viele Menschen seit Jahren das Gefühl haben, dass ihr Körper nur noch funktioniert, aber nicht mehr »lebt«. In Bezug auf die Ernährung leite ich in eine basenreiche, entzündungsarme Kost über, nicht radikal, nicht dogmatisch, sondern in kleinen, überschaubaren Schritten. Wir schauen gemeinsam, was verträglich ist, was die Symptome lindert und was das Milieu langsam wieder aufbaut. Oft arbeite ich mit warmen Mahlzeiten, viel Gemüse, hochwertigen Fetten, fermentierten Elementen und Bitterstoffen – je nachdem, wie belastet die Verdauung ist. Während die Regulation beginnt, kommt die Leber ins Spiel, denn in Wahrheit ist sie eine stille Heldin im Hintergrund, bis sie irgendwann streikt, weil sie zu lange ignoriert wurde. Sie macht sich allerdings nicht nur durch Schmerzen oder Laborwerte bemerkbar. Eine müde Leber zeigt sich oft subtiler, über Hautprobleme und Juckreiz, Schlafstörungen, Aggression, Erschöpfung oder das Gefühl, ständig »voll« zu sein – körperlich wie emotional. In meiner Arbeit binde ich die Leber frühzeitig mit ein, besonders dann, wenn der pH-Wert im Stuhl erhöht, also alkalisch, ist, wenn eine Dysbiose sichtbar wird, wenn Fett im Stuhl vorhanden ist oder wenn Gallensäuren fehlen. All das sind Zeichen dafür, dass die Schleimhäute überfordert sind, die Fettverbrennung nicht mehr gut läuft und die Leber mit zu vielen Giftstoffen geflutet wurde. Auch sie liebt es, wie du bereits weißt, warm, liebevoll und regelmäßig. Keine Radikalkuren und keine »Jetzt-detoxen-wir-mal-alles-raus«-Programme, sondern Entlastung in Form von bitteren Pflanzen, Teezeremonien, Leberwickeln, warmen Mahlzeiten, Pausen und einem liebevollen Umgang mit sich selbst. Kaum ein anderes Organ reagiert mehr auf negative Emotionen, vor allem auf Wut und Frust, wie unsere Leber. Insgeheim wissen wir das alle, denn uns allen ist schon mal »eine Laus über die Leber gelaufen« oder wir haben »Gift und Galle gespuckt«, nicht wahr?

Wenn die Schleimhaut weitestgehend beruhigt ist und die Leber langsam wieder zu atmen beginnt, ist der Zeitpunkt gekommen, an dem ich mich intensiver der Verdauung der Patient:innen zuwende oder besser gesagt ihrer natürlichen Intelligenz. In Wahrheit weiß unser Körper genau, wie unsere Verdauung funktioniert. Er hat es seit unserer Geburt ununterbrochen getan, nur leider haben wir ihm in den letzten Jahren (oder Jahrzehnten) mit unserer Lebensweise so viele Steine in den Weg gelegt, dass er oft gar nicht mehr weiß, wo vorne und wo hinten ist. Deshalb ist es für mich wichtig, den Körper nicht weiter zu überfordern, sondern ihn gezielt und mit den richtigen Impulsen, mit sanften Helfern und natürlich mit einer Ernährung, die nicht nur versorgt, sondern entlastet, vor allem, wenn der Darm entzündet und geschwächt ist, zu unterstützen.

Die beste Verdauung ist immer die, die möglichst wenig Aufwand benötigt. Ich arbeite gerne mit einer warmen, leicht verdaulichen, entzündungsarmen Kost, im besten Fall individuell angepasst und im Idealfall ohne große Dogmen. Je nach Zustand der Bauchspeicheldrüse, der Galle, der Schleimhaut und der Verdauungsrückstände wähle ich gezielt Lebensmittel aus, die nicht reizen, sondern nähren. Und ja, manchmal bedeutet das ein paar Tage weniger Rohkost, dafür mehr gekochtes, dampfgegartes, gewürztes Gemüse, gut kombinierte Eiweiße und hochwertige Fette, die das Verdauungssystem nicht weiter überfordern, sondern gut vertragen und verdaut werden. Ein darmfreundlicher Tag kann zum Beispiel wie folgt aussehen: Ein warmes Frühstück aus Hirse oder Hafer mit Zimt, Apfelkompott und einem Teelöffel Leinöl. Mittags ein Teller mit Ofengemüse – Kürbis, Zucchini,

Pastinake –, kombiniert mit Hirse oder Quinoa und einem Klecks fermentiertem Gemüse. Abends eine leicht verdauliche Suppe aus Möhren und Ingwer, Brokkoli mit Mandelmus oder Süßkartoffel mit Kurkuma und Koriander, dazu glutenfreies Brot. Außerdem reichlich Kräuter, warmen Tee, Pausen zwischen den Mahlzeiten und vor allem Genuss (auch wenn es sich für viele Patient:innen anfangs nicht danach anfühlt, für den Organismus und die Gesundheit ist es purer Genuss und Entlastung auf allen Ebenen). Bevor du jetzt denkst: »Ach herrje, nie wieder Rohkost, nie wieder Pasta oder Brot?« – ganz ruhig. Es geht langfristig *nicht* um Verzicht. Es geht *nie* um Verzicht. Es geht um das gesunde Maß und die Richtung, und vor allem um das, was wir gewinnen. Mehr Energie, weniger Beschwerden, eine neue Leichtigkeit im Bauch, gesunde Haut, besseren Schlaf, ein stabiles Nervenkostüm und das gute Gefühl, mit dem eigenen Körper nicht mehr im Kampf zu stehen, sondern in Verbindung.

Ein wichtiger Aspekt in dieser Phase ist die Bauchspeicheldrüse. Wenn die Pankreas-Elastase niedrig ist und das ist bei vielen meiner Patient:innen der Fall, dann weiß ich, dass es hier Hilfe bei der Spaltung der Nahrung braucht. Enzyme können eine wertvolle Unterstützung sein, ebenso wie pflanzliche Präparate, die die Produktion wieder anregen. Noch wichtiger sind jedoch die bewusste Auswahl und Zubereitung der Nahrung. Ein schwer verdauliches, hastig hinuntergeschlungenes Mahl wird niemals so ankommen wie eine liebevoll zubereitete Suppe, die langsam gegessen und mit Wärme aufgenommen wird. Verdauung beginnt nicht im Magen, sondern im Kopf und im Mund. Beim ersten Bissen, beim ausführlichen Kauen und beim Innehalten. Was viele unterschätzen, ist, dass auch Bitterstoffe eine zentrale Rolle spielen. Sie regen nicht nur die Gallenproduktion an, sondern bereiten den gesamten Verdauungstrakt vor. Ein Körper, der regelmäßig bitter schmeckt, hat weniger Grund zu jammern. Ob das über Salate, Kräuter oder gezielte Präparate geschieht, entscheide ich je nach Fall. Und dann – fast ganz nebenbei – wird sich der Stuhl verändern. Er wird regelmäßiger, geformter, geruchsärmer und farblich gesünder. Dabei erleben viele Patient:innen einen echten Aha-Moment, weil sie zum ersten Mal spüren, dass da nicht nur etwas auf dem Papier, sondern in ihnen drin passiert.

Wie bei allem in meiner Arbeit gilt auch hier, dass meine Behandlungen kein starrer Ablauf und kein Kapitel aus einem Lehrbuch sind, das man stumpf abarbeitet. Vielmehr ist es ein fließender Prozess, der sich immer daran orientiert, was meine Patient:innen gerade brauchen und letztendlich auch tragen können. Viele der Maßnahmen, über die ich spreche, setze ich bereits zu Beginn der Behandlung ein, fein dosiert und in Abhängigkeit von der individuellen Lebenssituation, den Symptomen und, ganz wichtig, der Umsetzungsbereitschaft. Der Erfolg einer Behandlung steht und fällt natürlich mit der Bereitschaft der Patient:innen, was nicht immer ganz leicht ist. Viele Menschen verbinden Süßigkeiten, Fast Food und Alkohol mit Genuss und vergessen, was Genuss wirklich bedeutet. Nicht selten therapiere ich außer dem Körper auch den Geist, das sogenannte Mindset. Häufig stecken hier tiefe Identitätsthemen und tiefverankerte Glaubenssysteme hinter. Allein über diese Thematik könnte ich mehrere Bücher schreiben, weswegen ich es hier nicht weiter ausführen kann. Fakt ist nur, dass viele Menschen mehr als einen Ernährungs- und Therapieplan benötigen. Sie brauchen eine neue - innere - Einstellung zu sich und zu ihrem grundsätzlichen Ernährungs- und Lebensstil. Darüber werde ich in meinem nächsten Buch schreiben.

4. STUHLBESCHAFFENHEIT ALS GESUNDHEITSINDIKATOR

Für viele ist Kacken immer noch ein Tabuthema, dabei ist es eines der ehrlichsten Feedbacksysteme, das dein Körper dir jeden Tag liefert. Ein gesunder Stuhlgang hat eine mittelfeste, geformte Konsistenz, etwa wie eine weiche Wurst, und riecht neutral bis mild – ja, wirklich! – und nicht wie ein verwestes Tier im Hochsommer. Die Farbe liegt irgendwo zwischen mittelbraun und kastanienfarben, der Stuhl geht in einem Rutsch raus (ohne Geburtswehen) und – jetzt kommt's! – du brauchst kaum Toilettenpapier. Wenn du nach dem Abwischen noch immer das Gefühl hast, du müsstest eine kleine Altbausanierung durchführen, dann stimmt was nicht. Zur besseren Einordnung nutze ich in meiner Praxis gern die sogenannte Bristol-Stuhlformskala. Sie ist wie eine wichtige Orientierung für deinen Stuhl und wird in sieben Typen unterteilt:

- **Typ 1 und 2:** kleine, harte Kügelchen oder wurstförmig, aber klumpig (klassisch bei Verstopfung).
- **Typ 3 und 4:** geformt, glatt, weich – *Jackpot! Das ist das Ziel.*
- **Typ 5 bis 7:** breiig, flüssig, ungeformt (typisch bei Reizdarm, Schleimhautreizungen oder akuten Entzündungen).

Die meisten meiner Patient:innen landen beim Erstgespräch irgendwo zwischen Typ 1 (Ziegenkot) und Typ 6 (Havarie). Aber das Schöne ist, dass der Darm lernfähig ist. Mit der richtigen Unterstützung, der passenden Ernährung und dem Abbau von Stress reguliert er sich oft schneller, als man denkt. Und plötzlich sitzt du da, schaust nach dem Toilettengang in die Schüssel und denkst dir: Wow! So sieht also echte Gesundheit aus.

5. DAS MIKROBIOM VERSTEHEN UND FÖRDERN

Du weißt ja bereits, dass du mehr Bakterien im Körper hast als Zellen. Wir sprechen von bis zu 100 Billionen (das ist eine 1 mit 14 Nullen!) kleinen Mitbewohnern, die sich in deinem Darm tummeln. Falls du jetzt immer noch denkst: »*Klingt wie ein Albtraum*«, dann denke daran, dass die Darm-WG ein echtes Powerteam ist oder besser gesagt, sie könnte es sein. Wie in jeder WG gibt es die netten, ordentlichen, hilfsbereiten Typen, aber eben auch die, die laut sind, Chaos verbreiten, Pizza in der Dusche stehen lassen und nachts laut Techno hören. Das Mikrobiom ist die Gesamtheit aller Mikroorganismen in deinem Darm – Bakterien, Pilze, Viren und einzellige Eukaryoten und alle haben eine Aufgabe.

Lass uns noch einmal zusammenfassen: Die guten Bakterien – also die, die wir lieben – helfen bei deiner Verdauung, produzieren Vitamine, schützen die Schleimhaut, regulieren dein Immunsystem, stellen Botenstoffe her, beeinflussen deine Stimmung, dein Hautbild und sogar dein Denken. Die anderen, nennen wir sie mal diplomatisch »die Herausforderer«, verursachen Gärung, Fäulnis, Entzündung, Gasbildung, Blähbauch, unreine Haut, depressive Verstimmungen und das Gefühl, sich nach dem Essen direkt ins Bett legen zu wollen.

Ein gesundes Mikrobiom besteht zu etwa 90 bis 95 Prozent aus nützlichen Bakterien, dazu zählen unter anderem Laktobazillen, Bifidobakterien, Akkermansia muciniphila und Freunde. Der Rest darf da sein, denn auch die »weniger nützlichen« Keime gehören zum ökologischen Gleichgewicht, aber sie sollten bitte die Klappe halten. Wenn sie Überhand gewinnen, spricht man von einer *Dysbiose*, einem

Ungleichgewicht unserer Bakterien im Darm. Eine Dysbiose macht, wie du ja inzwischen weißt, nicht nur den Bauch unglücklich, sondern kann sich im gesamten System zeigen. Hautprobleme, hormonelle Dysbalancen, chronische Infekte, Erschöpfung, Angstzustände, Migräne, Stimmungsschwankungen – alles Symptome, die nicht im Kopf entstehen, sondern in einem völlig aus dem Takt geratenen Mikrobiom. Deshalb ist der Aufbau einer gesunden Darmflora ein elementarer Teil jeder Therapie. Aber – und das ist mir ganz wichtig – nicht mit einem *»Hier hast du ein Probiotikum, viel Glück!«*, sondern mit einer durchdachten, gezielten, begleitenden Aufbaukur, abgestimmt auf die Schleimhaut, das Immunsystem, die Lebensumstände und den Befund. Denn eine durchlässige, entzündete Schleimhaut kann mit einem Probiotikum im schlimmsten Fall noch weiter gereizt werden. Auch ein zu schnelles Einschleusen der Bakterien kann das Gegenteil bewirken, nämlich massive Beschwerden. Deshalb arbeite ich grundsätzlich nicht blind mit Probiotika, sondern wähle individuell aus und setze mich mit folgenden Fragen auseinander: Welche Stämme fehlen? Was braucht das Mikrobiom wirklich? Wann ist der richtige Zeitpunkt für den Aufbau? Der Aufbau des Mikrobioms kann nicht mit einem Sprint gleichgesetzt werden, sondern gleicht eher einem diplomatischen Friedensabkommen. Ich gehe hier sensibel, strategisch und mit Fingerspitzengefühl vor. Das Ziel ist, die schlechten Bakterien zu minimieren und das Milieu so aufzubauen, dass langfristig ein gesundes Gleichgewicht entstehen kann.

6. PROBIOTIKA: GEZIELTE ANWENDUNG UND WIRKUNG

Wenn du schon einmal ein Probiotikum gekauft hast, wahrscheinlich im Reformhaus, in der Apotheke oder online aufgrund eines Insta-Posts, weißt du, dass die Auswahl riesig ist. Klingt gesund, sieht nett aus, 50 Milliarden Bakterien pro Kapsel, das kann ja nur gut sein, oder? Na ja ... sagen wir so, nicht zwingend. Probiotikum ist nicht gleich Probiotikum und auch dein Darm ist nicht gleich der deiner Freundin, deines Partners oder der Influencerin mit dem perfekten Glow. In meiner Praxis wähle ich nie blind ein Präparat aus. Ich entscheide immer auf Grundlage des Stuhlbefundes, der Symptome, des Immunsystems und des aktuellen Schleimhautzustands. Eine entzündete, durchlässige Darmschleimhaut ist wie eine kleine Wunde, da experimentiert man nicht einfach mit 20 Stämmen lebender Mikroorganismen und hofft, dass die Party schön wird. Im Gegenteil. Viele meiner Patient:innen reagieren bei einem zu frühen Einsatz mit noch mehr Blähungen, Bauchschmerzen oder Unverträglichkeiten. Deshalb lautet meine Devise - weniger ist mehr, aber dafür richtig. Ich beginne in der Regel nicht mit „allen Bakterien auf einmal", sondern gezielt und Schritt für Schritt. In meiner Praxis nutze ich dafür Präparate, die bestimmte Schwerpunkte setzen. Bei entzündeter Schleimhaut arbeite ich zum Beispiel gerne mit Formulierungen, die reich an *Lactobacillus rhamnosus GG* sind – ein Stamm, der in Studien immunmodulierend wirkt, die Barriere stärkt und gut verträglich ist. Bei Menschen mit Reizdarmsymptomatik oder Histaminproblematik setze ich häufig Produkte ein, in denen *Bifidobacterium lactis* eine tragende Rolle spielt. Erst wenn die Schleimhaut stabiler ist und das Immunsystem nicht mehr auf Alarm läuft, baue ich langsam auf und kombiniere gezielt. Fehlen beispielsweise wichtige Butyratbildner, nutze ich Präparate, die deren Wachstum fördern oder entsprechende Stämme in stabilisierter Form enthalten. Und wenn Hinweise auf eine Histaminproblematik bestehen, wähle ich Mischungen, die bewusst Stämme enthalten, die kein Histamin bilden. Es geht nicht darum, möglichst viele Bakterien auf einmal reinzudonnern. Manchmal ist ein Präparat mit »nur« einer Milliarde KBE (koloniebildenden Einheiten) effektiver als ein Produkt mit 50 Milliarden. Entscheidend ist nicht die Zahl, sondern ausschlaggebend sind die fehlenden Bakterienstämme und wie gut diese aufgenommen werden können. Die Dosierung passe ich ebenfalls an. Ich starte oft mit der halben Menge des jeweiligen Präparates, wie auf der Packungsbeilage angegeben. Denn bei einem gereizten Darmmilieu ist ein sanftes Einschleichen oft der Schlüssel zum Erfolg. Sobald sich der Körper reguliert, darf auch die Dosis gesteigert werden. Und dann, mit Geduld und Konsequenz, beginnen die Guten sich zu vermehren, der pH-Wert stabilisiert sich, Gase und Beschwerden nehmen ab und der Stuhl wird endlich wieder … na ja, wie wir vorhin besprochen haben: Typ 3 oder 4.

7. PSYCHOBIOTIKA BEI PSYCHISCHEN HERAUSFORDERUNGEN

Wir haben gesehen, wie sehr die Darmflora unsere Psyche beeinflussen kann und dass gerade bei Depressionen und anderen mentalen Beschwerden ein Blick in den Darm oft mehr aufdeckt als jeder Blutwert. Hier wird meine Arbeit besonders feinfühlig, denn statt pauschal »ein gutes Probiotikum« zu empfehlen, gehe ich gezielt vor. Ich wähle, wie im vorherigen Kapitel geschrieben, spezifische Stämme aus, die in Studien nachweislich neuroaktive Effekte zeigen, sogenannte Psychobiotika. Diese kleinen Wunderwerke der Natur helfen dem Gehirn, sich zu beruhigen, Stress abzubauen, Serotonin zu bilden und die emotionale Balance zu stabilisieren. Besonders bewährt hat sich die Kombination aus Lactobacillus helveticus R0052 und Bifidobacterium longum R0175. In einer placebo-kontrollierten Doppelblindstudie mit gesunden Erwachsenen zeigten diese Stämme eine signifikante Reduktion von Angst- und Depressionswerten sowie eine Stabilisierung des Cortisolspiegels (Messaoudi et al., 2011). Ich setze sie gern bei Patient:innen mit chronischer Erschöpfung, Stressintoleranz oder Stimmungstiefs ein, idealerweise in Kombination mit B-Vitaminen, L-Tryptophan und einer antientzündlichen Ernährung. Ein spannender Bereich in der Forschung ist der Stamm *Lactobacillus plantarum PS128*. Studien – unter anderem von Liao et al. (2019) – zeigen, dass er bei Themen wie ADHS und emotionaler Instabilität eine Rolle spielen könnte, weil er dopaminmodulierend wirkt und die Impulskontrolle sowie Konzentrationsfähigkeit verbessern kann. In Deutschland findet man diesen Stamm leider nicht als isoliertes Präparat, sondern meist in Kombination mit anderen Stämmen. In meiner Praxis kombiniere ich solche probiotischen Präparate immer mit Mikronährstoffen, Omega-3-Fettsäuren und einer vorherigen, beziehungsweise begleitenden Schleimhauttherapie. Denn wenn die Darmschleimhaut nicht stabil ist, kann auch der „klügste" Bakterienstamm seine Wirkung nicht entfalten.

Für feinfühlige, überreizte Menschen, sowohl Kinder als auch Erwachsene, eignen sich auch Bifidobacterium bifidum und Bifidobacterium breve hervorragend. Diese Stämme zeigen in mehreren Untersuchungen eine beruhigende, angstlösende Wirkung (Allen et al., 2016) und stärken gleichzeitig die Immunbalance. Diese Stämme sind natürlich kein Ersatz für Gespräche und kein Ersatz für eine ganzheitliche Therapie, aber sie sind ein machtvoller Schlüssel. Sie helfen, das Fundament zu stabilisieren, auf dem sich echte Veränderung überhaupt erst entfalten kann und wenn meine Patient:innen nach vier Wochen morgens wieder lächeln, weil sich im Inneren etwas beruhigt hat, dann weiß ich, dass dieser Weg richtig war.

8. SYSTEMATISCHER AUFBAU DER DARMFLORA

Probiotika sind wichtig, keine Frage. Aber sie sind wie gut ausgebildete Fachkräfte, die in eine Stadt kommen, in der es weder Wohnungen noch Supermärkte gibt. Wenn wir sie nicht gut versorgen, ziehen sie schneller wieder aus, als du »Stuhlgang« sagen kannst. Deshalb gehört zum Mikrobiomaufbau auch immer die richtige Nahrung für deine Bakterien, also Präbiotika. Ich spreche dabei nicht von »mehr Salat essen« (obwohl auch das nie schadet), sondern von bestimmten Lebensmitteln, die dein Mikrobiom nähren, stabilisieren und langfristig ausbalancieren. Hier arbeite ich wieder individuell, denn was dem einen bekommt, erzeugt beim anderen Bauchgrummeln. Trotzdem gibt es ein paar bewährte Lieblinge, auf die ich gern zurückgreife. Beispielsweise resistente Stärke, die entsteht, wenn du Kartoffeln oder Reis nach dem Kochen abkühlen lässt. Sie wird im Dünndarm nicht verdaut, gelangt in den Dickdarm und dient dort als Futter für Butyratbildner, also genau die Bakterien, die entzündungshemmende Fettsäuren produzieren. Butyrat ist wie ein Wellnessprogramm für deine Darmschleimhaut, entzündungshemmend, schleimhautschützend und immunregulierend. Das Besondere ist, selbst, wenn du die abgekühlten Kartoffeln oder den Reis wieder erwärmst, bleibt die resistente Stärke enthalten. Oder Inulin, enthalten zum Beispiel in Topinambur, Pastinaken, Chicorée oder Schwarzwurzel. Ich liebe es, in dieser Phase auch fermentierte Lebensmittel langsam einzuführen, wie ein kleiner Klecks Sauerkraut, ein Schluck Kombucha oder ein Löffel Kimchi. Aber wie immer gilt: nicht reinknallen, sondern reinschleichen, denn ein überreizter Darm mag keine Überraschungspartys. Auch Flohsamenschalen oder sogenannte Partikelballaststoffe wie Akazienfasern können helfen, deinen Stuhl zu regulieren und gleichzeitig ein nährendes Milieu für deine kleinen Mitbewohner zu schaffen, vorausgesetzt, sie werden gut vertragen und langsam gesteigert. Das alles braucht natürlich Geduld. Manchmal Wochen, manchmal Monate, aber diese Zeit zahlt sich aus. Denn was du hier aufbaust, ist nicht nur ein gesundes Mikrobiom. Du baust dir damit auch ein Fundament für ein völlig neues Lebensgefühl. Ein stabiler Darm bedeutet so viel mehr als nur »weniger Blähbauch«. Es bedeutet klare Gedanken statt Gehirnnebel, echter Schlaf statt Erschöpfung, eine starke Mitte statt Selbstzweifel. Es bedeutet, dass deine Energie zurückkommt, und mit ihr deine Freude, deine Klarheit und deine Fähigkeit, (gute) Entscheidungen aus dem Bauch heraus zu treffen – im wahrsten Sinne des Wortes. Ich beobachte dies jeden Tag in meiner Praxis. Wenn der Darm heilt, kommt das Leben zurück. Klient:innen beginnen Projekte, bewerben sich auf neue Jobs, starten in die Selbstständigkeit, beenden toxische Beziehungen, finden ihre Kreativität wieder und trauen sich raus, weil der Körper endlich wieder in seine Kraft kommt. Gesundheit ist nichts, womit man sich beschäftigt, wenn gerade Zeit dafür ist. Sie ist das Fundament von allem anderen. Trotzdem behandeln wir sie oft so, als wäre sie ein Hobby – etwas für später, wenn der Job weniger stressig wird, die Kinder älter sind oder endlich mal Ruhe einkehrt. Manche denken sogar, Gesundheit sei eine Art Luxus, den sich nur bestimmte Leute leisten können. Als wäre es ein Lifestyle-Thema für diejenigen, die Zeit und Geld übrig haben. Aber das ist ein Trugschluss, denn was nützt dir der beste Job, wenn du zu erschöpft bist, um ihn zu genießen? Was bringen dir die schönsten Pläne, wenn dir die Kraft fehlt, sie umzusetzen? Wir kümmern uns um alles Mögliche: Das Auto geht regelmäßig zum TÜV, das Smartphone bekommt Updates, idealerweise besitze ich immer das neueste iPhone und sogar der Hund geht regelmäßig zur Vorsorge. Nur bei uns selbst denken wir oft: „Läuft schon irgendwie." Bis es plötzlich nicht mehr läuft. Dann sind wir überrascht, als hätte uns das völlig unvorbereitet getroffen, obwohl die Zeichen längst da waren. Dabei ist es eigentlich ganz einfach. **Wer seine Gesundheit ernst nimmt, schafft sich damit den Raum für alles andere.** Es geht nicht um Perfektion oder um stundenlange Workouts. Es geht darum zu verstehen, dass man nur dann wirklich für andere da sein kann, wenn man auch für sich selbst sorgt.

Deshalb trägt dieses Buch den Titel »Scheißgesund«, weil dein Darm über dein gesamtes Leben entscheidet, weil echter Erfolg, Erfüllung, Gesundheit und Glück nicht im Außen beginnen, sondern von innen heraus und letztlich in deinem Mut, dich selbst wirklich zu verstehen.

9. NACHHALTIGE GESUNDHEIT ALS TÄGLICHE ENTSCHEIDUNG

In meiner Praxis begegne ich immer wieder Menschen, die voller Hoffnung in die Therapie starten, die erste schwierige Phase überwinden, plötzlich wieder Energie spüren, sich leichter fühlen, gesünder essen, anders schlafen und dann … kommt der Alltag. Dann kommen das Leben und Rückschläge, und auf einmal fühlt sich alles, was so gut lief, wieder so weit weg an. Ich kenne das von meinem eigenen Weg zur Gesundheit. Ich hatte mit vielen Rückschlägen zu kämpfen und habe auch immer wieder die Hoffnung verloren. Ich kenne es nur zu gut, wenn der Weg nicht so verläuft, wie wir es erwarten.

Ich sage meinen Patient:innen deshalb immer, dass der Weg in die Gesundheit keine Gerade ist. Es ist wie ein Tanz – zwei Schritte vor, einer zurück. Manchmal ein kleiner Ausfallschritt nach links und manchmal landest du auch auf dem Hintern. Aber das ist nicht das Problem. Das Entscheidende ist, ob du wieder aufstehst oder nicht.

Das »Dranbleiben« ist etwas, das du trainieren kannst, so wie du auch deine Verdauung trainieren kannst. Deine Ernährung, deine Atmung, deine tägliche Selbstfürsorge. Auch Kontinuität ist ein Muskel und wie bei jedem Muskel heißt es: üben, schwächeln, stärken, wachsen. Das größte Missverständnis ist, wenn Menschen meinen, sie müssten nur einmal alles verstehen und dann läuft es. Sorry, nein. Das hier ist kein Netflix-Algorithmus, den du einmal einstellst und der dann automatisch weiß, was dir guttut. Das hier ist dein Körper, dein Leben und das verändert sich. Deine Hormone verändern sich, dein Zyklus und deine Lebensphase, deine Anforderungen und damit deine Bedürfnisse. Deshalb arbeite ich mit meinen Patient:innen nie auf Perfektion hin, sondern auf Verständnis, Selbstverbindung und Selbstverantwortung. Ich will, dass sie wissen: »Wenn ich schlecht schlafe, kann das mit meiner Leber zu tun haben.«, »Wenn meine Stimmung kippt, muss ich auf mein Mikrobiom schauen.« oder »Wenn ich plötzlich wieder Heißhunger habe, ist das kein persönliches Versagen, sondern ein Hinweis.« Ich ermutige sie, kleine und wirksame Routinen zu entwickeln, die sich mit ihrem Leben mitbewegen. Vielleicht ist es morgens ein Glas warmes Wasser mit Bitterstoffen, vielleicht abends ein Ritual mit Leberwickel und einer Atemübung oder ein bewusstes Mittagessen ohne Handy. Vielleicht ist es auch die Erlaubnis, zu merken, dass heute einer dieser Tage ist, an denen mein Körper mehr Ruhe braucht, mehr Wärme oder eben doch mehr Sauerkraut.

Dann kommen natürlich auch die großen Fragen. Die, die uns alle irgendwann erwischen: Wie bleibe ich dabei, wenn ich keine Zeit habe? Wenn die Familie anders isst? Wenn ich im Urlaub bin? Wenn ich gestresst bin und nur Schokolade will?

Ganz ehrlich? Dann bleibst du nicht immer dabei. Punkt. Du wirst Phasen haben, in denen du abrutschst, in denen du abends Rotwein statt frischen Kräutertee wählst und in denen du dich wochenlang nicht an deinen Probiotikaplan hältst. Aber das ist okay, solange du wieder zurückfindest. Das tust du aber ganz sicher nicht durch Selbstvorwürfe oder indem du den Kopf in den Sand steckst, sondern durch die Verbindung zu dir. Durch das ehrliche Spüren und Erinnern, dass es einen sehr guten Grund gab, warum du dich auf den Weg der ganzheitlichen Gesundheit gemacht hast. Du bist für dich losgegangen, weil du dich wieder gut und lebendig fühlen willst, und klar, wach und kraftvoll. Du darfst deinen Kopf aus dem Sand holen und zurück zu dem, was dir guttut. Daran erinnere ich meine Patient:innen immer wieder. Nicht mit erhobenem Zeigefinger, sondern mit einem Zwinkern, mit einem »Hey, auch ich esse manchmal Pizza!« und vor allem mit dem Wissen, dass es nicht um richtig oder falsch geht, sondern um das Bewusstsein. Du entscheidest jeden Tag. Für dich, für deinen Körper, für deine Energie, für dein Leben. Denn wenn du dir wirklich erlaubst, Verantwortung zu übernehmen, ohne dich zu verurteilen, wird aus Gesundheit keine Last mehr. Dann wird sie ein Lebensgefühl und genau das ist das Ziel.

BONUS – DEIN TOOLKIT MIT PRAKTISCHEN HELFERN FÜR DEN ALLTAG

Ich weiß, du willst dranbleiben. Du hast vielleicht zum ersten Mal wirklich gespürt, wie sich Gesundheit anfühlen kann, aber wie schaffst du es, im Alltag nicht wieder unterzugehen? Zwischen Job, Kindern, Deadlines, Partnerschaft und diesem verrückten modernen Leben?

Gern stelle ich dir einen »Werkzeugkasten« für große Wirkung zusammen. Dabei soll es sich um keinen starren Plan handeln; du musst nicht alles machen und schon gar nicht alles auf einmal. Betrachte es als »Buffet« oder Schatzkiste oder als deinen persönlichen Erste-Hilfe-Koffer für Tage, an denen du dich daran erinnern willst, wie du dich fühlen möchtest.

Wärme als Anker und Zentrierung

Beginne den Tag mit Wärme. Ein Glas warmes Wasser mit etwas Zitrone oder einem Tropfen ätherischem Öl kann ein wunderbarer Start sein. Das erste Getränk des Tages ist wie ein Signal an den Körper: »Heute nehmen wir uns Zeit.« Die Wärme weckt sanft die Verdauungsorgane, aktiviert die Leber und gibt dem Stoffwechsel einen ersten Impuls, ohne ihn zu überfordern.

Warmes Frühstück ist ein weiteres Geschenk an deinen Organismus. Ein Porridge mit Zimt und gedünstetem Obst, ein warmer Hirsebrei mit geschmolzenem Ghee oder eine herzhafte Gemüsesuppe – all das gibt deinem Körper nicht nur Nährstoffe, sondern auch Wärme, die er nicht erst selbst erzeugen muss. Besonders in der kalten Jahreszeit bedeutet das weniger Energieaufwand für den Körper und mehr Energie für dich.

Ich empfehle auch wärmende Getränke über den Tag verteilt. Ein Ingwer-Kardamom-Tee am späten Vormittag, ein Fenchel-Kümmel-Aufguss nach dem Mittagessen oder ein basischer Kräutertee am späten Nachmittag. All das sind kleine Anker, die deine Mitte stärken und dich aus dem Gedankenkarussell zurück in die Körperwahrnehmung bringen.

Präsentes Essen – die unterschätzte Superkraft

Etabliere eine Mahlzeit mit echter Präsenz. Ob Frühstück, Mittag- oder Abendessen – iss eine Mahlzeit am Tag bewusst. Ohne Handy, ohne Scrollen und ohne Podcast. Nur du und dein Essen.

Was so simpel klingt, ist in Wahrheit eine der kraftvollsten Übungen überhaupt. Während wir essen, sollten wir wirklich … nur essen. Bei uns zuhause gibt es einen Spruch, den unsere Kinder in und auswendig kennen: **»Wenn ich esse, dann esse ich.«** Schaue dein Essen an, rieche es, nimm die Farben wahr, die Texturen, die Temperaturen. Kaue jeden Bissen mindestens 20- bis 30-mal und ja, zähle ruhig mit, du wirst überrascht sein, wie schnell wir normalerweise schlucken. Präsentes und bewusstes Essen aktiviert deine Verdauungssäfte schon im Mund, es bereitet den Magen vor, es gibt dem Darm Zeit, sich einzustellen, und es signalisiert dem Nervensystem: Alles ist gut, wir sind sicher, wir dürfen jetzt verdauen. Nicht umsonst sagen wir »herunterschlingen« –

wer hastig isst, überfordert nicht nur die Verdauungsorgane, sondern bleibt auch im Stressmodus.

Eine einzige bewusste Mahlzeit kann den Unterschied machen zwischen einem Nachmittag voller Blähungen und energetischen Tiefs und einem Tag, an dem du dich getragen und genährt fühlst. Probiere es aus, vielleicht beim Abendessen. Iss langsamer als alle anderen am Tisch. Lege zwischen den Bissen das Besteck ab. Atme und spüre, wie sich die Mahlzeit völlig anders anfühlt.

Ernährung ohne Dogma – der Weg zur inneren Freiheit

Mach aus Ernährung keine Religion. Du wirst nicht gesünder, wenn du dich geißelst, sondern wenn du verstehst, was dir guttut. Ein kleines Stück Schokolade, bewusst genossen, macht dich nicht krank. Was dich krank macht, ist der Selbsthass danach, das schlechte Gewissen, die innerliche Zerrüttung oder die drei Tafeln, die du im Anschluss isst, weil »jetzt ist eh alles egal«. Ich habe so viele Menschen gesehen, die sich in Ernährungsdogmen verloren haben – Paleo, Keto, vegan, glutenfrei, lektinfrei, histaminfrei –, sodass sie am Ende gar nicht mehr wussten, was sie eigentlich noch essen »dürfen«. Ernährung sollte dich befreien, nicht einsperren. Natürlich gibt es Lebensmittel, die entzündungsfördernd sind, wie industrieller Zucker, raffinierte Öle und stark verarbeitete Produkte. Aber der entscheidende Unterschied liegt nicht in der gelegentlichen Ausnahme, sondern in der täglichen Regel. Wenn du an fünf von sieben Tagen nährende, natürliche, vollwertige Lebensmittel isst, dann wird dein Körper mit den beiden anderen Tagen klar kommen. Lerne, auf deinen Körper zu hören. Er wird dir sagen, was ihm bekommt und was nicht. Und wenn du mal »ausrutschst«, dann vergib dir bitte selbst. Überlege, warum es passiert ist. Hattest du Hunger? Warst du emotional aufgewühlt? Hast du nach etwas gesucht, das du auf andere Weise hättest finden können? Mit jedem Mal wächst dein Verständnis, und mit jedem Verständnis wächst deine Freiheit.

Kleine Rituale für große Wirkung

Schaffe kleine Rituale für die Verdauung. Ein Leberwickel am Abend, ein Spaziergang nach dem Essen oder Bitterstoffe vor der Mahlzeit. Nichts davon ist ein Hexenwerk, aber regelmäßig angewendet verändert es alles. Lass mich dir ein paar meiner Lieblingsrituale vorstellen, die sich wunderbar in den Alltag integrieren lassen:

- **Bauchatmung vor dem Essen:** Nimm dir 30 Sekunden Zeit – eine Hand auf den Bauch legen, tief einatmen, sodass sich dein Bauch wölbt, langsam ausatmen. Drei bis fünf tiefe Atemzüge können ausreichen, um den Parasympathikus zu aktivieren, deinen Ruhe- und Verdauungsnerv. Das bedeutet eine bessere Enzymproduktion, bessere Magensäurebildung und eine entspanntere Mahlzeit.
- **Leberwickel:** Einer meiner absoluten Favoriten. Nimm ein Baumwolltuch, tränke es in warmem Wasser (nicht heiß!), wringe es aus und lege es unter die rechten Rippen auf die Lebergegend. Darüber ein trockenes Handtuch, dann eine Wärmflasche. Leg dich 20 Minuten hin und spür, wie sich deine Leber entspannt. Perfekt am Abend, wenn der Tag vorbei ist, wie eine stille Entschuldigung an deine Entgiftungsorgane für all den Stress, den sie tagsüber aushalten mussten.

- **Schüßler-Salze zum Wohlfühlen:** Nr. 10 (Natrium sulfuricum) unterstützt die Ausscheidung, Nr. 9 (Natrium phosphoricum) hilft bei der Säure-Basen-Balance und Nr. 3 (Ferrum phosphoricum) wirkt entzündungsregulierend. Eine wunderbare Kombination, die ich morgens gerne in einem Glas Wasser auflöse und über den Tag verteilt trinke.

- **Kräutertees für die Verdauung:** Fenchel-Kümmel-Anis nach dem Essen beruhigen einen gereizten Darm. Löwenzahn und Mariendistel entlasten die Leber. Pfefferminze hilft bei Blähungen. Kamille beruhigt einen nervösen Magen. Such dir einen aus, der dir schmeckt, und mach das Teetrinken zu einem Ritual ohne Handy, ohne Hetze – nur du und deine kleine Teezeremonie.

- **Drei-Minuten-Bauchkreis:** Lege deine Hand auf den Bauch und führe sie dreimal im Uhrzeigersinn sanft um den Nabel herum. Das ist die natürliche Richtung deiner Darmperistaltik. Dieser kleine Kreismassage kann Blähungen lösen, Verdauungsbewegungen anregen und den Lymphfluss verbessern. Perfekt nach langem Sitzen oder wenn du spürst, dass sich im Bauch etwas »festgesetzt« hat.

Der Stuhlgang als dein persönlicher Gesundheitsberater

Nutze deine Ausscheidung als Kompass. Klingt komisch, ist aber so. Dein Stuhl zeigt dir, wie's dir geht. Achte auf ihn, erkenne Muster und nutze sie, um gegenzusteuern, bevor dein Körper laut wird. Die Bristol-Stuhlformen-Skala, die ich bereits erwähnt habe, ist ein wunderbares Instrument, um zu verstehen, was dir dein Körper mitteilen möchte. Typ 1 und 2 (kleine harte Kügelchen oder wurstartig, aber klumpig) sprechen für Verstopfung – vielleicht brauchst du mehr Flüssigkeit, mehr Ballaststoffe oder musst an deinem Stresslevel arbeiten. Typ 3 und 4 (wurstartig mit glatter Oberfläche) sind ideal. Typ 5 bis 7 (weich bis flüssig) können auf Entzündungen, Nahrungsmittelunverträglichkeiten, ein Gallensäureverlustsyndrom, was bedeutet, dass dein Darm mehr Gallensäuren ausscheidet, als er normalerweise rückresorbiert und zurück zur Leber bringt, oder zu viel Stress hindeuten. Aber nicht nur die Form, auch die Häufigkeit, die Farbe, der Geruch und sogar die Tageszeit deines Stuhlgangs erzählen eine Geschichte. Ein gesunder Darm entleert sich ein- bis dreimal täglich, am liebsten morgens nach dem Frühstück. Die Farbe sollte mittel- bis dunkelbraun sein, nicht zu hell (was auf Leberprobleme oder Fettmalabsorption hindeuten kann) und nicht zu dunkel (was auf Blutungen im oberen Verdauungstrakt hinweisen könnte).

Mein Tipp: Führe ein kleines »Stuhl-Tagebuch« – nicht für immer, aber vielleicht für zwei Wochen. Notiere Form, Farbe, Häufigkeit und verbinde es mit dem, was du gegessen hast, wie viel du getrunken hast und wie dein Stresslevel war. Die Muster, die sich offenbaren, sind oft erstaunlich aufschlussreich.

Der Vagusnerv

Hole deinen Vagusnerv mit ins Boot. Atme. Kalt duschen musst du nicht (aber darfst du). Kaue, summe, dehne. Die Vagusaktivierung ist wie der entspannte Freund in der Gruppe. Er sorgt dafür, dass niemand durchdreht. Der Vagusnerv ist der längste Hirnnerv und Teil deines parasympathischen Nervensystems, zuständig für »Rest and Digest«, also Ruhe und Verdauung. In unserer hektischen Welt ist er oft unteraktiviert, was bedeutet, dass unser Körper im Alarmmodus bleibt, selbst wenn wir eigentlich entspannen wollen.

Hier sind meine liebsten Übungen, um den Vagustonus zu stärken:

- **Summen oder Singen:** Der Vagusnerv verläuft durch deinen Hals und wird durch Vibrationen im Kehlkopfbereich stimuliert. Summe deine Lieblingsmelodie, singe unter der Dusche oder probiere ein langes »Ommm« – all das aktiviert deinen Vagusnerv und bringt dich in einen entspannteren Zustand. Perfekt, wenn du merkst, dass der Tag dich überrollt.

- **Kaltes Gesichtsbad:** Tauche dein Gesicht für 30 Sekunden in eine Schüssel mit kaltem Wasser (nicht eisig, aber kühl) oder lege ein kaltes, feuchtes Tuch über Stirn und Augen. Der Tauchreflex aktiviert den Vagusnerv sofort. Ideal bei akutem Stress, Angstzuständen oder wenn du nicht einschlafen kannst.

- **Die 4-6-8-Atmung:** Atme durch die Nase vier Sekunden ein, halte sechs Sekunden die Luft an und atme acht Sekunden lang durch den Mund aus. Diese Atemtechnik senkt nachweislich den Cortisol- und Adrenalinspiegel und kann innerhalb weniger Minuten dein Nervensystem beruhigen.

- **Augenyoga:** Der Vagusnerv ist mit den Augenmuskeln verbunden. Rolle deine Augen langsam nach oben, nach unten, nach links, nach rechts und im Kreis, ohne den Kopf zu bewegen. Diese einfache Übung, die du überall machen kannst, aktiviert den Vagusnerv und entspannt das Nervensystem.

- **Wechselduschen:** Wenn du mutig bist, wechsle am Ende deiner Dusche zwischen warm und kalt, bitte immer mit kalt endend. Beginne mit zehn Sekunden kalt, steigere dich langsam. Diese Hydrotherapie stärkt nicht nur deinen Vagustonus, sondern auch dein Immunsystem und deine Widerstandsfähigkeit gegen Stress.

Der Check-in mit dir selbst – dein innerer Dialog

Führe einen »*Wie-fühle-ich-mich-heute?*«-Check ein. Jeden Abend oder jeden Morgen drei Minuten. Kein Tagebuchmarathon, nur: Wie war mein Energielevel, mein Bauchgefühl, meine Haut, meine Stimmung? Diese kleine Übung ist vielleicht die kraftvollste von allen, denn sie bringt dich zurück in Verbindung mit dir selbst. In einer Welt, die ständig nach außen zieht, ist der Blick nach innen revolutionär.

Stelle dir diese vier einfachen Fragen:

1. **Wie fühlt sich mein Körper heute an?**
   (Schwer? Leicht? Angespannt? Energiegeladen?)
2. **Wie ist meine Verdauung?**
   (Ruhig? Unruhig? Blähend? Schmerzend?)
3. **Wie ist mein Hautbild?**
   (Strahlend? Matt? Gereizt? Unrein?)
4. **Wie ist meine Stimmung?**
   (Klar? Fröhlich? Gereizt? Ängstlich?)

Das Wichtigste dabei ist, dich nicht zu bewerten, sondern nur wahrzunehmen. Du beobachtest wie ein liebevoller Wissenschaftler, der Daten sammelt. Mit der Zeit wirst du Muster erkennen. Vielleicht fühlst du dich immer, nachdem du Pizza gegessen hast, schwer und gereizt. Vielleicht bemerkst du, dass dein Bauch vor deiner Periode empfindlicher reagiert. Vielleicht stellst du fest, dass deine Haut nach stressigen Meetings rot wird. Dieses Wissen ist Gold wert, denn es gibt dir die Macht, gezielt zu handeln, bevor die Symptome dich übermannen.

Selbstvergebung – der Schlüssel zur echten Transformation

Verzeihe dir selbst. Du wirst nicht jeden Tag alles perfekt machen, aber du kannst jeden Tag aufs Neue entscheiden, gut zu dir zu sein. Das ist der wahre Unterschied zwischen kurzfristiger Veränderung und echter Transformation. Wir leben in einer Welt, die uns ständig einredet, wir seien nicht dünn genug, nicht fit genug, nicht produktiv genug, nicht achtsam genug, schlichtweg einfach nicht genug. Diese Botschaft hat sich tief in unser Unterbewusstsein eingegraben und sabotiert unsere besten Absichten. Wenn du einen Tag hattest, an dem nichts klappte – du hast vielleicht fast nur Weißbrot gegessen, keinen Leberwickel gemacht, dein Probiotikum vergessen und statt Wasser literweise Kaffee getrunken -, dann höre ich dich förmlich denken: »Ich bin so schwach, ich schaffe es einfach nicht, ich sollte es gleich lassen.« Doch genau hier liegt die Chance. In diesem Moment kannst du dich entscheiden, dich selbst so anzunehmen, wie du bist. Mit all deinen Schwächen und Stärken, mit deinen guten und deinen schlechten Tagen. Du kannst dir sagen: »Okay, heute war nicht ideal. Morgen ist ein neuer Tag. Ich beginne wieder, weil ich es wert bin, mich gut zu fühlen.« Diese Haltung der liebevollen Selbstannahme ist tatsächlich der Schlüssel zu nachhaltiger Veränderung. Denn paradoxerweise werden wir umso freier in unseren Entscheidungen, je weniger wir uns selbst verurteilen.

Die Reise geht weiter – dein Weg zur tiefen Gesundheit

Was ich dir mit diesem Buch geben wollte, ist nicht nur Wissen, sondern eine Landkarte. Eine Landkarte zu deinem eigenen Körper, deiner eigenen Mitte, deiner eigenen Kraft.

Ich glaube fest daran, dass wir in einer Zeit leben, in der es wichtiger denn je ist, diese Verbindung wiederherzustellen. Nicht als Lifestyle-Trend, sondern als Grundlage für alles andere in unserem Leben. Denn wenn du dich wirklich spürst, wenn du wirklich verstehst, was in deinem Körper vor sich geht, wenn du die Signale lesen kannst und weißt, wie du darauf antworten sollst, dann bist du nicht mehr fremdgesteuert. Dann wirst du zur Gestalterin deines Lebens, zur Kapitänin deines Schiffes, zur Autorin deiner Geschichte.

Diese Reise ist nie zu Ende. Auch ich lerne jeden Tag dazu, entdecke neue Zusammenhänge, verstehe meinen Körper immer besser. Es ist ein lebenslanger Dialog – mal leise, mal laut, mal harmonisch, mal dissonant. Aber immer ehrlich und immer bereichernd. Ich hoffe, dieses Buch war für dich der Beginn oder die Vertiefung dieses Dialogs. Möge es dir Kraft geben für die nächsten Schritte, Verständnis für die unvermeidlichen Rückschläge und Freude über jeden kleinen Fortschritt. Dein Körper ist kein Feind, den es zu bekämpfen gilt. Er ist dein treuester Verbündeter, dein Zuhause für dieses Leben. Behandle ihn mit Liebe, mit Respekt und mit Neugier, und er wird dir mit Gesundheit, Vitalität und Lebensfreude danken.

In diesem Sinne: Auf deine Gesundheit, deine Klarheit und deine Kraft. Auf dich!

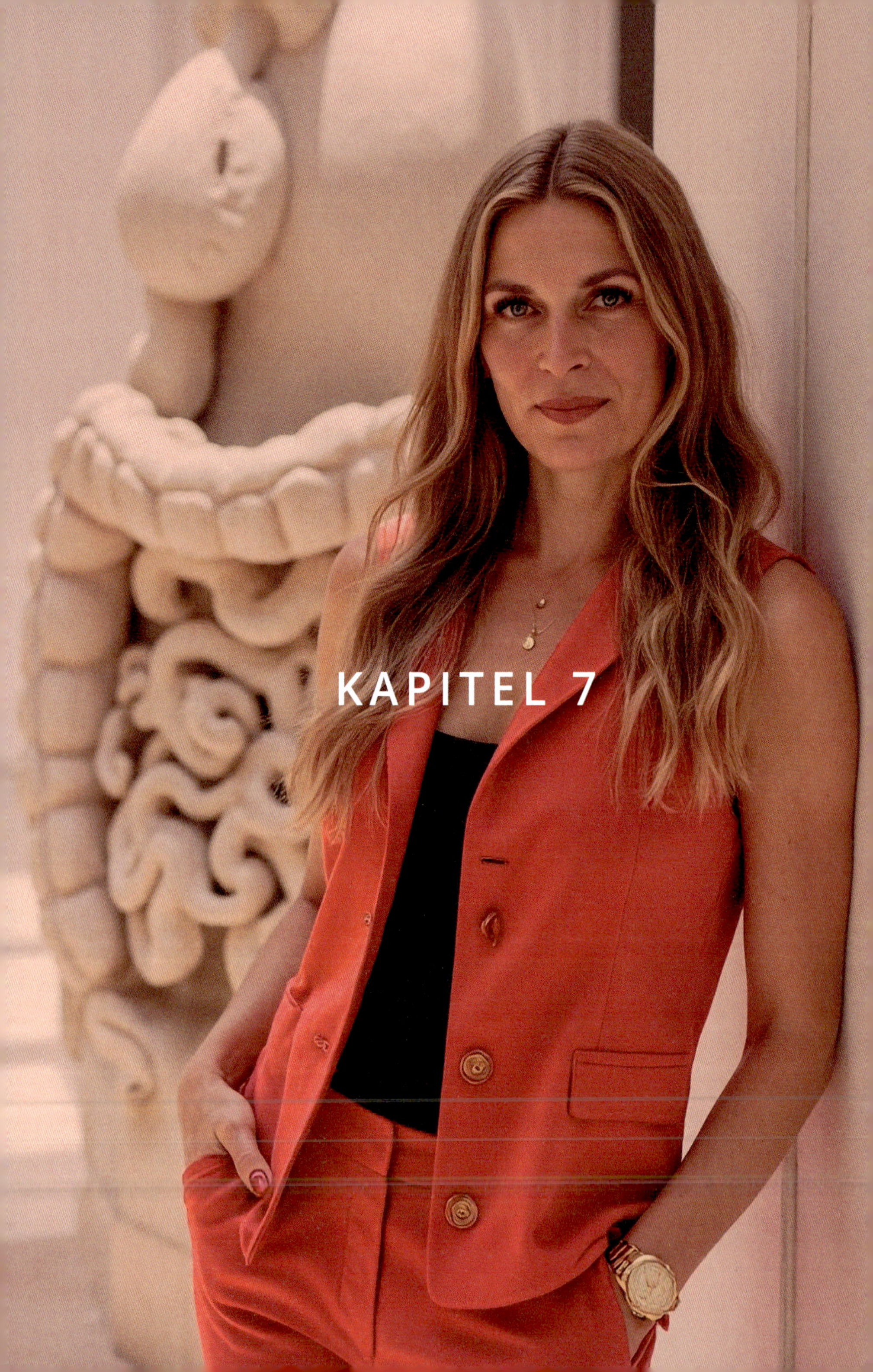

KAPITEL 7

1. ERFOLG, ENERGIE UND DAS GROSSE GANZE

Wenn du diesen Moment erreichst, in dem du spürst, dass dein Körper nicht mehr gegen dich, sondern für dich arbeitet, dann verändert sich einiges. Dies geht selten mit einem Feuerwerk oder Fanfaren einher, sondern mit einem tiefen, leisen Wissen, dass plötzlich echte Energie zurückkehrt, die du vielleicht längst vergessen hattest. Wir sprechen oft über Erfolg, als wäre dieser etwas, das wir jagen müssten. Schneller arbeiten, besser performen und immer mehr leisten. Aber kaum jemand spricht darüber, dass wahrer Erfolg nicht auf Leistung aufbaut, sondern auf Energie. Auf einer Energie, die nicht aus Zucker, Koffein oder Adrenalin entsteht, sondern tief aus deinem Körper kommt, aus deinem gesunden, funktionierenden System und vor allem aus deinem Darm. Dieser ist nicht nur ein Organ, das Nährstoffe aufnimmt und wieder ausscheidet, sondern die stille Kommandozentrale deines Lebens. Dort werden Hormone produziert, Neurotransmitter gebildet, Immunsignale gesteuert, Entzündungen gebremst oder entfacht. Dort entscheidet sich, ob du morgens aufwachst und das Gefühl hast, die Welt erobern zu können, oder ob du dich schon beim Aufstehen überwältigt fühlst. Dort entscheidet sich, ob du deine Ideen umsetzen kannst oder ob du sie irgendwann aufgibst, weil dir die Kraft fehlt.

Ein gesunder Darm sorgt nicht nur dafür, dass du keine Bauchschmerzen hast. Er sorgt dafür, dass dein Geist klar bleibt und deine Nerven stabil bleiben, selbst wenn das Leben um dich herum verrücktspielt. Dass du Entscheidungen triffst, die aus einer tiefen Verbindung mit dir selbst kommen. Nicht aus Angst, nicht aus Stress und nicht aus der Verzweiflung heraus, irgendetwas oder irgendjemanden retten zu müssen. Ich sage immer, dass echter Erfolg in unserer Mitte beginnt und damit meine ich keine esoterische Kraftquelle, sondern konkret den Darm. Denn wenn im Bauch Chaos herrscht, kannst du noch so viel wollen, du wirst dich immer so fühlen, als würdest du mit angezogener Handbremse durchs Leben gehen.

Dies durfte ich in den letzten sechs Jahren sowohl selbst als auch bei tausenden Patient:innen erleben. Ein Körper, der mit Entzündungen kämpft, kann keine großen Ideen entwickeln. Ein Körper, der unter Dauerstress steht, kann keine klaren Entscheidungen treffen. Ein Körper, der jeden Tag nur ums Überleben ringt, wird irgendwann auch deine Träume kleiner machen, weil er weiß, dass er sie nicht tragen kann.

Als ich damals meinen eigenen Heilungsweg begonnen habe, war mir das nicht bewusst. Ich wollte nur endlich keine Schmerzen und dafür schöne Haut haben. Endlich wieder ohne Angst essen und endlich wieder schlafen können, ohne zu grübeln. Ich wollte meinen Schmuck und meine Haare wieder offen tragen können, was durch meine schwere Neurodermitis nicht möglich war. Aber was ich bekommen habe, war viel mehr. Ich habe meine Energie zurückgewonnen, von der ich heute weiß, dass sie der Ursprung meines Erfolgs ist. Als ich wieder Energie spürte, sprudelten die Ideen aus mir heraus. Als ich endlich wieder schlafen konnte, ohne ständig wach zu liegen, entstanden meine Visionen. Als ich endlich wieder Kraft hatte, Entscheidungen zu treffen, die mir wirklich entsprachen, begann mein Leben sich zu verändern, und vor allem habe ich meine Selbstliebe zurückgewonnen, was ich in meinen schlimmsten Zeiten wirklich für unmöglich gehalten habe. Genau deshalb schreibe ich dieses Buch. Weil ich dir sagen möchte, dass du nicht härter arbeiten musst, um erfolgreich zu sein. Du musst gesünder werden. Du musst lernen, deinen Körper zu verstehen, deine Mitte zu schützen und deinen Darm zu heilen. Weil dein Erfolg nichts ist, was du irgendwo dort draußen finden kannst, sondern weil er schon längst in dir ist. Darauf wartend, dass du ihn aus deinem gesunden Innersten heraus in die Welt trägst.

Wenn dein Darm wieder heil ist, wenn dein Körper dich nicht mehr blockiert, sondern unterstützt, dann musst du dich nicht mehr anstrengen, du musst dich nicht mehr zusammenreißen, du musst dich nicht mehr kaputtmachen, um etwas zu erreichen. Dann wirst du wirken. Einfach, weil du bist – klar, kraftvoll und »scheißgesund«. Und das, glaube mir, ist nicht nur die schönste, sondern auch die nachhaltigste Art von Erfolg, die du jemals erleben wirst.

2. AUS WISSEN WIRD VERÄNDERUNG

Wenn du dieses Buch bis hierher gelesen hast, dann weiß ich eines sicher: Du gehörst zu den Menschen, die nicht länger damit einverstanden sind, ein Leben zu führen, das sich irgendwie »okay« anfühlt. Du bist bereit, genau hinzusehen, was in deinem Inneren passiert, wenn du beginnst, wirklich Verantwortung für deine Gesundheit zu übernehmen und damit auch für dein ganzes Leben. Vielleicht hast du während des Lesens geschmunzelt, vielleicht hast du geseufzt oder vielleicht hast du an der ein oder anderen Stelle gedacht: »Verdammt, genau so fühle ich mich auch.« Vielleicht hast du gespürt, dass es an der Zeit ist, nicht länger gegen dich selbst anzukämpfen, sondern die Verbindung zu dir selbst wiederzufinden. Nämlich dort, wo sie immer beginnt - natürlich in deinem Bauch, in deinem Innersten, in deiner Mitte. Denn Gesundheit bedeutet nicht nur, frei von Symptomen zu sein. Gesundheit bedeutet, dass du morgens aufstehst und spürst, dass du in deinem Körper zuhause bist. Dass du nicht mehr überlegen musst, ob du genügend Energie hast, um durch den Tag zu kommen, sondern dass du merkst, dass dein Leben aus einer inneren Fülle heraus entsteht.

Vielleicht ist die schönste Erkenntnis, die ich dir mitgeben möchte, dass Gesundheit nicht in der Vermeidung liegt, nicht in rigiden Regeln oder in Selbstoptimierung, sondern in der tiefen, echten Entscheidung, wieder in Beziehung mit dir selbst zu treten. Nicht als ein Projekt, das du auf deiner To-do-Liste abhaken musst. Nicht als neues Ideal, das du erreichen musst, sondern als etwas, das du Atemzug für Atemzug, Mahlzeit für Mahlzeit, Tag für Tag und Entscheidung für Entscheidung immer wieder neu wählen kannst. Es wird Tage geben, an denen du sie verlierst und das ist völlig in Ordnung. Meine Heilungsreise war, wie du weißt, ein Auf und Ab. Zwei Schritte vor, ein Schritt zurück, und manchmal auch drei Schritte zurück. Worauf es ankommt, ist, ehrlich hinzusehen, geduldig mit dir zu sein und immer nur auf den nächsten Schritt zu schauen. Das reicht völlig aus.

Denk daran, dass dein Körper nicht dein Gegner ist, sondern dein engster Verbündeter. Scheißgesund zu leben, bedeutet nicht, perfekt zu sein. Es bedeutet, immer wieder die Entscheidung zu treffen, sich selbst nicht aufzugeben. Es bedeutet, seinem Körper zuzuhören, selbst wenn der Alltag anstrengend ist. Es bedeutet, zu erkennen, dass dein Erfolg, deine Energie, dein ganzes Leben aus der Kraft entsteht, die du in dir trägst und die du jeden Tag ein kleines bisschen mehr entfalten kannst, wenn du dir erlaubst, wirklich hinzusehen.

Ich danke dir von Herzen, dass du dich auf diese Reise eingelassen hast, dass du den Mut hattest, nicht nur die glänzenden Seiten des Lebens anzuschauen, sondern auch das, was unbequem, unsexy und manchmal richtig ungemütlich sein kann. Denn da, mitten in der Unbequemlichkeit, mitten in der Ehrlichkeit, mitten in der manchmal ziemlich beschissenen Wahrheit, liegt dein größtes Geschenk. Es ist die echte Gesundheit, die echte Kraft und letztendlich ein echtes Leben. Falls du dich irgendwann auf deinem Weg verlaufen solltest, falls du wieder an dir zweifelst oder vergisst, warum du überhaupt angefangen hast, dann erinnere dich daran, dass deine Scheiße Gold wert ist und dass du nichts tun musst, außer immer wieder zu dir, zu deiner Mitte und zu deinem eigenen scheißgesunden Weg zurückzukehren. Und falls es dich interessiert und du noch tiefer in dieses unglaublich umfangreiche Thema eintauchen willst, findest du unter dem folgenden Link mehr zu unseren Ausbildungen rund um das Thema Darmgesundheit: *www.ina-institut.com/ausbildungen*

Lass uns gern auch auf Instagram verbinden, du findest mich unter: *www.instagram.com/ina_schuettke/*

Viel Erfolg auf deinem Weg!

Deine
Ina Schüttke

Ende.

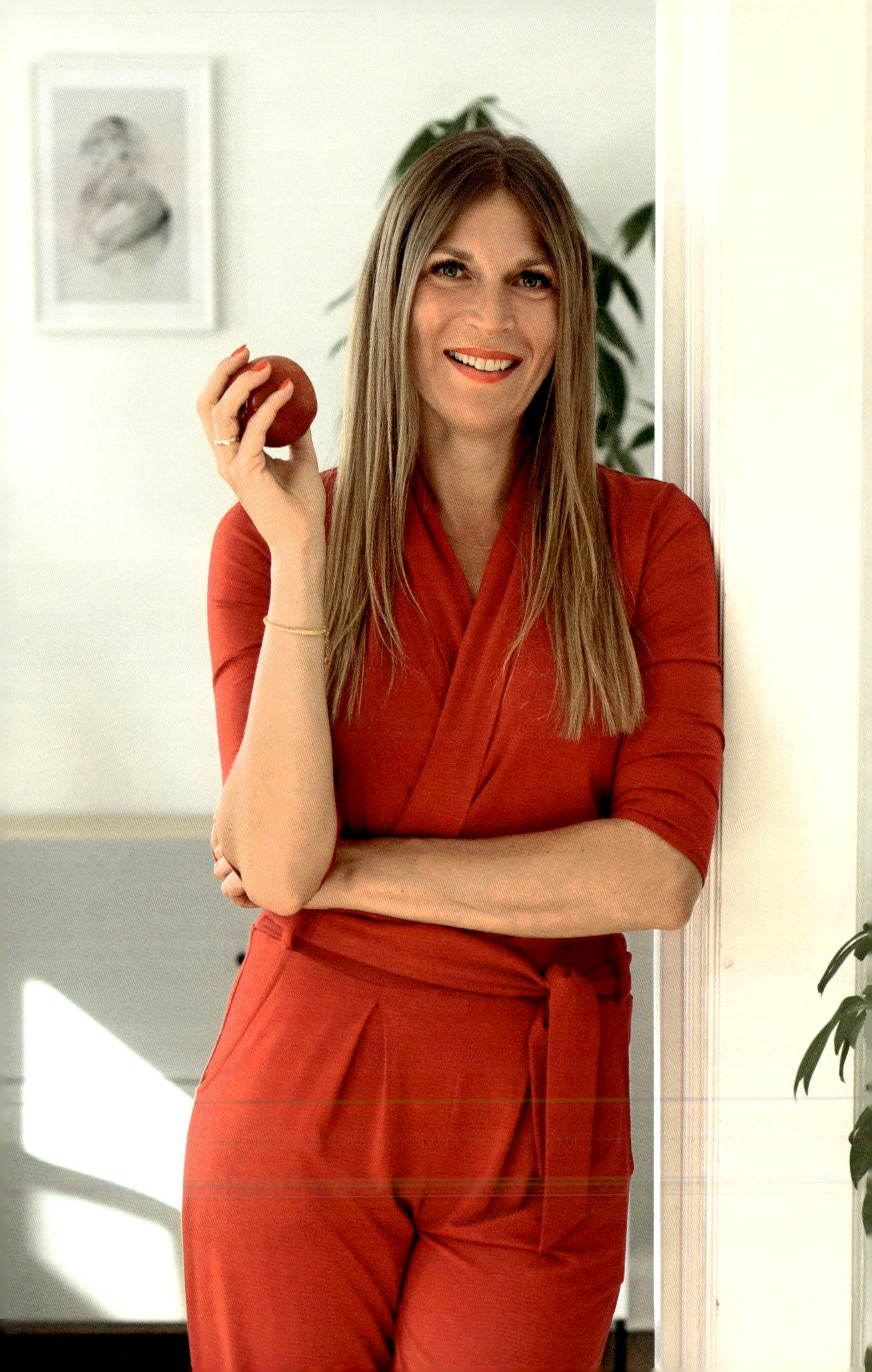

Über die Autorin

Ina Schüttke ist Heilpraktikerin, psychologische Beraterin sowie Darm- und Traumatherapeutin. Nach Jahrzehnten eigener schwerer Erkrankung mit Neurodermitis, Depressionen und chronischen Verdauungsproblemen fand sie 2019 ihren Weg in die vollständige Heilung. Aus dieser persönlichen Erfahrung entwickelte sie ihre heutige Arbeit: die Verbindung aus fundierter Darmtherapie, ganzheitlicher Gesundheitsförderung und mentaler Transformation. Heute begleitet Ina Schüttke nicht nur Patient:innen in ihrer eigenen Praxis, sondern bildet an ihrem Institut auch Gesundheitsberaterinnen und Darmtherapeutinnen aus und unterstützt Frauen dabei, sich eine gesunde und erfolgreiche Selbstständigkeit aufzubauen. Sie zählt zu den führenden Expertinnen für ganzheitliche Darmgesundheit und High-Performance-Mentoring im deutschsprachigen Raum.

Mehr darüber, was sie in ihrer Praxis macht und welche Ausbildungen sie zum Thema Heilpraxis und Darmgesundheit anbietet, findest du unter: www.ina-institut.com und www.instagram.com/ina_schuettke/

Um Ina Schüttke oder ihr Team direkt zu kontaktieren, schreibe an folgende E-Mail-Adresse: mail@ina-institut.com

I·N·A

INSTITUT FÜR NATURHEILKUNDE
UND AYURVEDA

Danksagung

An diesem Punkt, an dem ich die letzten Zeilen dieses Buches schreibe, spüre ich einmal mehr, dass kein Weg allein gegangen werden muss. So sehr wir manchmal kämpfen und stolpern – ohne Menschen, die an unserer Seite bleiben, auch wenn der Wind rauer wird, wären viele Wege nicht möglich.

Mein größter Dank gilt meinem Mann Florian. Er hat mich krank kennengelernt, nicht als die Version, die strahlte und Erfolgsgeschichten erzählte, sondern als die, die nachts weinend auf dem Badezimmerboden saß, immer wieder neu ansetzen musste und kaum glauben konnte, dass es besser werden könnte. Doch er ist geblieben und mit mir gewachsen. Seit mehr als 15 Jahren gehen wir diesen Weg gemeinsam. Er hat jeden Rückschlag mit mir getragen, jede kleine Hoffnung gefeiert und jeden winzigen Fortschritt gesehen. Flo, ohne dich gäbe es dieses Buch nicht. Danke, dass du seit dem ersten Tag mein sicherer Hafen bist.

Mein Dank geht auch an meine Eltern, die mich immer unterstützt und an mich geglaubt haben, auch wenn der Weg alles andere als leicht war. Danke, dass ihr mir das Gefühl gegeben habt, dass ich meine Träume verfolgen durfte, egal, wie oft ich hingefallen bin oder neu anfangen musste.

Besonders danke ich meinem Papa, der 2017 viel zu früh gehen musste. Sein Tod war ein tiefer Riss in meinem Herzen, aber auch ein Weckruf. Er hat mir gezeigt, dass wir nur dieses eine Leben haben und dass wir nicht warten dürfen, um gesund zu werden, um glücklich zu werden, um zu leben. Papa, ich hoffe, du siehst, was aus diesem Riss entstanden ist: eine kerngesunde und sehr glückliche Tochter. Ich trage dich jeden Tag in meinem Herzen.

Ich danke Lisa, meiner wundervollen Bonus-Tochter, die mit Schweiß und Herzblut dieses Buch designed und gelayoutet hat.

Von Herzen danke ich auch meinen Kindern Sophia und Leonard. Ihr seid meine tägliche Erinnerung, warum sich dieser Weg lohnt. Ihr habt mich gelehrt, dass Heilung nicht nur für uns selbst ist, sondern auch für die, die nach uns kommen. Dass unsere Entscheidungen heute das Fundament für morgen legen. Dass Gesundheit, Freude und Freiheit etwas sind, das wir weitergeben können. Dieses Buch ist für euch. Für eure Zukunft. Für ein Leben, das wirklich gesund ist – von innen heraus. Ich liebe euch, ihr seid mein größter Antrieb.

Kapitel 2

1. University of Cork (2019). Psychobiotika und ihre Wirkung auf Angst und Depression. Journal of Psychiatric Research, 63, 219-224.

2. Clapp, M., Aurora, N., Herrera, L., Bhatia, M., Wilen, E., & Wakefield, S. (2017). Gut microbiota's effect on mental health: The gut-brain axis. Clinics and Practice, 7(4), 987.

3. Journal of Clinical Psychopharmacology (2017). Metaanalyse zum Zusammenhang zwischen Mikrobiom und psychischen Erkrankungen. 37(5), 506-514.

4. Journal of Psychiatry Research (2018). Auswirkungen von Atemübungen auf die Vagusaktivität und Verdauungsfunktion. 105, 17-24.

5. Porges, S. W. (2011). The Polyvagal Theory: Neurophysiological Foundations of Emotions, Attachment, Communication, and Self-regulation. W. W. Norton & Company.

6. Breit, S., Kupferberg, A., Rogler, G., & Hasler, G. (2018). Vagus nerve as modulator of the brain-gut axis in psychiatric and inflammatory disorders. Frontiers in Psychiatry, 9, 44.

7. Foster, J. A., & McVey Neufeld, K. A. (2013). Gut-brain axis: how the microbiome influences anxiety and depression. Trends in Neurosciences, 36(5), 305-312.

8. Mayer, E. A., Knight, R., Mazmanian, S. K., Cryan, J. F., & Tillisch, K. (2014). Gut microbes and the brain: paradigm shift in neuroscience. Journal of Neuroscience, 34(46), 15490-15496.

9. Bonaz, B., Sinniger, V., & Pellissier, S. (2016). Anti-inflammatory properties of the vagus nerve: potential therapeutic implications of vagus nerve stimulation. The Journal of Physiology, 594(20), 5781-5790.

10. Schmidt, C., & Kraft, M. (2019). Der Einfluss von Atemtechniken auf das autonome Nervensystem. Autonomic Neuroscience: Basic and Clinical, 221, 102590.

11. Foster, J. A., & McVey Neufeld, K. A. (2013). Gut-brain axis: how the microbiome influences anxiety and depression. Trends in Neurosciences, 36(5), 305-312.

12. Cryan, J. F., & Dinan, T. G. (2012). Mind-altering microorganisms: the impact of the gut microbiota on brain and behaviour. Nature Reviews Neuroscience, 13(10), 701- 712.

13. Journal of Clinical Gastroenterology (2018). Zusammenhang zwischen Rosacea und Darmflora-Störungen, 52(6), 509-515.

14. Petra, A. I., Panagiotidou, S., Hatziagelaki, E., Stewart, J. M., Conti, P., & Theoharides, T. C. (2015). Gut-microbiota-brain axis and its effect on neuropsychiatric disorders with suspected immune dysregulation. Clinical Therapeutics, 37(5), 984-995.

15. Kelly, J. R., Kennedy, P. J., Cryan, J. F., Dinan, T. G., Clarke, G., & Hyland, N. P. (2015). Breaking down the barriers: the gut microbiome, intestinal permeability and stress-related psychiatric disorders. Frontiers in Cellular Neuroscience, 9, 392.

16. O'Mahony, S. M., Clarke, G., Borre, Y. E., Dinan, T. G., & Cryan, J. F. (2015). Serotonin, tryptophan metabolism and the brain-gut-microbiome axis. Behavioural Brain Research, 277, 32-48.

17. Breit, S., Kupferberg, A., Rogler, G., & Hasler, G. (2018). Vagus nerve as modulator of the brain-gut axis in psychiatric and inflammatory disorders. Frontiers in Psychiatry, 9, 44.

18. Valles-Colomer, M., Falony, G., Darzi, Y., Tigchelaar, E. F., Wang, J., Tito, R. Y., ... & Raes, J. (2019). The neuroactive potential of the human gut microbiota in quality of life and depression. Nature Microbiology, 4(4), 623-632.

19. University of Cork (2011). Vagus nerve mediation of gut bacteria effects on brain function and anxiety-like behavior. Proceedings of the National Academy of Sciences, 108(38), 16050-16055.

20. Wallace, C. J., & Milev, R. (2017). The effects of probiotics on depressive symptoms in humans: a systematic review. Annals of General Psychiatry, 16(1), 14.

21. Baker, J. M., Al-Nakkash, L., & Herbst-Kralovetz, M. M. (2017). Estrogen-gut microbiome axis: Physiological and clinical implications. Maturitas, 103, 45-53.

22. Clarke, G., Sandhu, K. V., Griffin, B. T., Dinan, T. G., Cryan, J. F., & Hyland, N. P. (2019). Gut reactions: Breaking down xenobiotic-microbiome interactions. Pharmacological Reviews, 71(2), 198-224.

23. Harvard Medical School (2021). The gut-brain connection: How your microbiome affects your mood. Harvard Health Publishing, 12(4), 45-51.

24. Kwa, M., Plottel, C. S., Blaser, M. J., & Adams, S. (2016). The intestinal microbiome and estrogen receptor-positive female breast cancer. Journal of the National Cancer Institute, 108(8), djw029.

25. Levy, M., Kolodziejczyk, A. A., Thaiss, C. A., & Elinav, E. (2017). Dysbiosis and the immune system. Nature Reviews Immunology, 17(4), 219-232.

26. Liang, Y., Zhou, B., Li, L., Tian, X., & Ma, N. (2022). Intestinal dysbiosis in women with endometriosis and elevated estrogen: A meta-analysis of observational studies. European Journal of Clinical Investigation, 52(3), e13705.

27. Shin, J. H., Park, Y. H., Sim, M., Kim, S. A., Joung, H., & Shin, D. M. (2019). Serum level of sex steroid hormone is associated with diversity and profiles of human gut microbiome. Research in Microbiology, 170(4-5), 192-201.

28. University of California (2020). Gut microbiota regulates thyroid hormone metabolism in humans and mice. Proceedings of the National Academy of Sciences, 117(23), 13122-13131.

29. Valles-Colomer, M., Falony, G., Darzi, Y., Tigchelaar, E. F., Wang, J., Tito, R. Y., & Raes, J. (2019). The neuroactive potential of the human gut microbiota in quality of life and depression. Nature Microbiology, 4(4), 623-632.

30. Zhang, X., Chen, B. D., Zhao, L. D., & Li, H. (2020). The gut microbiota: Emerging evidence in autoimmune diseases. Trends in Molecular Medicine, 26(9), 862-873.

Kapitel 3

1. Hofmann, A. F., & Hagey, L. R. (2014). Key discoveries in bile acid chemistry and biology and their clinical applications: history of the last eight decades. Journal of Lipid Research, 55(8), 1553-1595.

2. Ridlon, J. M., Harris, S. C., Bhowmik, S., Kang, D. J., & Hylemon, P. B. (2020). Consequences of bile salt biotransformations by intestinal bacteria. Gut Microbes, 11(3), 447-471.

3. Abenavoli, L., Capasso, R., Milic, N., & Capasso, F. (2018). Milk thistle in liver diseases: past, present, future. Phytotherapy Research, 32(12), 2305-2336.

4. Reinke, H., & Asher, G. (2016). Circadian clock control of liver metabolic functions. Gastroenterology, 150(3), 574-580.

5. Hylemon, P. B., Zhou, H., Pandak, W. M., Ren, S., Gil, G., & Dent, P. (2009). Bile acids as regulatory molecules. Journal of Lipid Research, 50(8), 1509-1520.

6. Monte, M. J., Marin, J. J., Antelo, A., & Vazquez-Tato, J. (2009). Bile acids: chemistry, physiology, and pathophysiology. World Journal of Gastroenterology, 15(7), 804-816.

7. Träger, K., & Anstee, Q. M. (2020). The role of diet and exercise in the pathophysiology and management of nonalcoholic fatty liver disease. Metabolism, 111, 154320.

8. Gillessen, A., & Schmidt, H. H. (2020). Silymarin as supportive treatment in liver diseases: A narrative review. Advances in Therapy, 37(4), 1279-1301.

9. Lee, G., & Piquette-Miller, M. (2018). Cytokines alter the expression and activity of the multidrug resistance transporters in human hepatoma cell lines; analysis using RT- PCR and cDNA microarray. Journal of Pharmaceutical Sciences, 107(8), 2302-2311.

10. Neuschwander-Tetri, B. A. (2017). Non-alcoholic fatty liver disease. BMC Medicine, 15(1), 1-6.

Kapitel 4

1. Simrén, M., Törnblom, H., Palsson, O. S. et al. (2019). Intestinal microbiota in functional bowel disorders: a Rome foundation report. Gastroenterology, 156(5), 1174- 1187.

2. Barbara, G., Grover, M., Bercik, P. et al. (2021). Rome Foundation Working Team Report on Post-Infection Irritable Bowel Syndrome. Gastroenterology, 160(1), 99-114.

3. Enck, P., & Aziz, Q. (2020). New developments in the pathophysiology and treatment of irritable bowel syndrome. Journal of Internal Medicine, 288(4), 381-394.

4. Altobelli, E., Del Negro, V., Angeletti, P. M., & Latella, G. (2017). Low-FODMAP Diet Improves Irritable Bowel Syndrome Symptoms: A Meta-Analysis. Nutrients, 9(9), 940.

5. Bellono, N. W., Bayrer, J. R., Leitch, D. B. et al. (2017). Enterochromaffin Cells Are Gut Chemosensors that Couple to Sensory Neural Pathways. Cell, 170(1), 185-198.

6. Pimentel, M., & Lembo, A. (2020). Microbiome and Its Role in Irritable Bowel Syndrome. Digestive Diseases and Sciences, 65(3), 829-839.

7. Shahbazkhani, B., Sadeghi, A., Malekzadeh, R. et al. (2016). Non-Celiac Gluten Sensitivity Has Narrowed the Spectrum of Irritable Bowel Syndrome: A Double-Blind Randomized Placebo-Controlled Trial. Nutrients, 8(2), 84.

Kapitel 5

1. Sonnenburg, E. D., & Sonnenburg, J. L. (2021). The gut microbiota and the brain-gut axis in health and disease. Cell, 184(8), 1423-1438.

2. Holscher, H. D. (2020). Dietary fiber and prebiotics and the gastrointestinal microbiota. Gut Microbiome, 11(1), e00058.

3. Peterson, C. T., Sharma, V., Elmen, L., & Peterson, S. N. (2022). Phytonutrients for intestinal health: A comprehensive review of mechanisms of action. Frontiers in Nutrition, 9, 843646.

4. Holtmeier, W., Zeuzem, S., Preiss, J. et al. (2019). Randomized, double-blind, placebo-controlled trial of Boswellia serrata extract in active ulcerative colitis. Journal of Crohn's and Colitis, 13(3), 388-396.

5. Yates, C. M., Calder, P. C., & Ed Rainger, G. (2021). Omega-3 fatty acids and inflammation: Novel interactions reveal a new step in neutrophil recruitment. PLoS Biology, 19(1), e3000619.

6. Martinez-Gonzalez, M. A., Gea, A., & Ruiz-Canela, M. (2020). The Mediterranean Diet and Cardiovascular Health: A Critical Review. European Journal of Clinical Nutrition, 74(1), 101-116.

7. Aeberli, I., Gerber, P. A., Hochuli, M. et al. (2022). Low to moderate sugar-sweetened beverage consumption impairs glucose and lipid metabolism and promotes inflammation in healthy young men: a randomized controlled trial. American Journal of Clinical Nutrition, 94(2), 479-485.

8. Satokari, R. (2020). High Intake of Sugar and the Balance between Pro- and Anti-inflammatory Gut Bacteria. Nutrients, 12(5), 1348.

9. Fasano, A. (2020). All disease begins in the (leaky) gut: Role of zonulin-mediated gut permeability in the pathogenesis of some chronic inflammatory diseases. F1000Research, 9, 69.

10. Leonard, M. M., Sapone, A., Catassi, C., & Fasano, A. (2023). Celiac Disease and Nonceliac Gluten Sensitivity: A Review. JAMA, 318(7), 647-656.

11. Schulze, M. B., Martínez-González, M. A., Fung, T. T. et al. (2021). Food based dietary patterns and chronic disease prevention. BMJ, 365, l2408.

12. Garcia-Mantrana, I., Selma-Royo, M., Alcantara, C., & Collado, M. C. (2022). Shifts on gut microbiota associated to mediterranean diet adherence and specific dietary intakes on general adult population. Frontiers in Microbiology, 9, 890.

13. Simopoulos, A. P. (2023). The importance of the ratio of omega-6/omega-3 essential fatty acids. Biomedicine & Pharmacotherapy, 56(8), 365-379.

14. Hewlings, S. J., & Kalman, D. S. (2021). Curcumin: A Review of Its Effects on Human Health. Foods, 6(10), 92.

15. Cassidy, A., Rogers, G., Peterson, J. J. et al. (2022). Higher dietary anthocyanin and flavonol intakes are associated with anti-inflammatory effects in a population of US adults. American Journal of Clinical Nutrition, 102(1), 172-181.

16. Martínez-González, M. A. (2021). The Mediterranean diet for sustainable health: reflections and implementation strategies. International Journal of Environmental Research and Public Health, 18(9), 4554.

17. Calder, P. C. (2023). Omega-3 fatty acids and inflammatory processes: from molecules to man. Biochemical Society Transactions, 45(5), 1105-1115.

18. Wastyk, H. C., Fragiadakis, G. K., Perelman, D. et al. (2023). Gut-microbiota-targeted diets modulate human immune status. Cell, 184(16), 4137-4153.

Kapitel 6

1. Messaoudi et al. (2011). Studie zu Lactobacillus helveticus R0052 und Bifidobacterium longum R0175, die eine Reduktion von Angst- und Depressionswerten sowie eine Stabilisierung des Cortisolspiegels zeigte.

2. Liao et al. (2019). Studie zu Lactobacillus plantarum PS128, die dessen dopaminmodulierende Wirkung bei ADHS und emotionaler Instabilität belegt.

3. Allen et al. (2016). Untersuchung zu Bifidobacterium bifidum und Bifidobacterium breve, die eine beruhigende, angstlösende Wirkung und Stärkung der Immunbalance zeigt.